劉勇の
疾患別臨床
鍼灸・テクニック

acupuncture technic

著：医学博士 劉 勇

医道の日本社

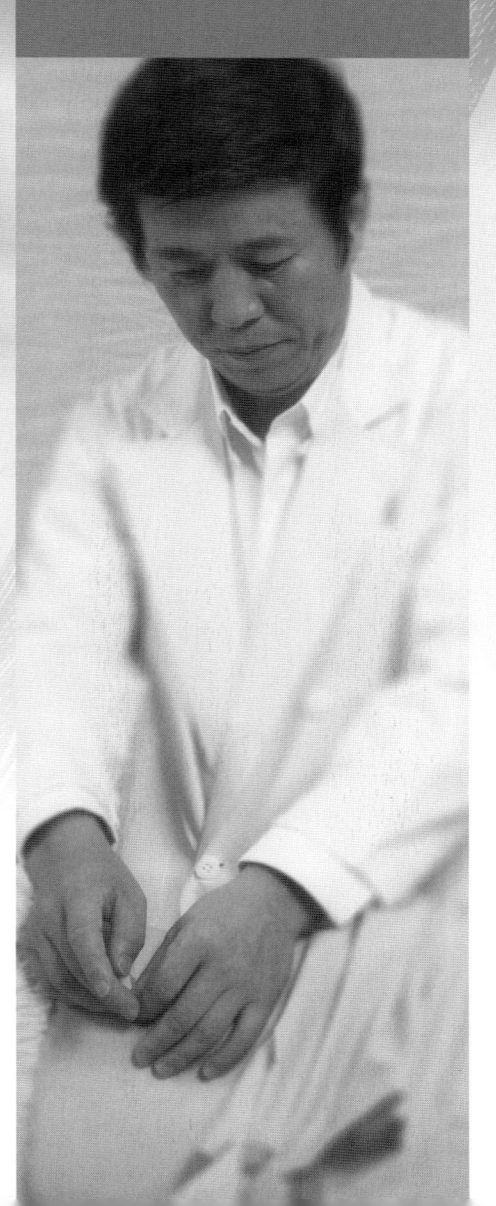

まえがき

　『劉勇の疾患別臨床マッサージ・テクニック』を出版して、早くも5年以上の月日が経った。当初は1年後には本書を書き上げるつもりでいたのだが、スケジュールに忙殺されて、それはかなわなかった。大学院での研究など、私の人生でもいまだかつて経験したことのない忙しい日々が続き、なかなか原稿の執筆に時間を割けなかったのである。

　最初のうちは書く時間が足りないことに焦りを感じたが、毎日少しずつでも書き足していけば、やがて分厚い原稿の束ができるのだと自分に言い聞かせて、少しずつ書き溜めてきた。ようやく1冊分の原稿が完成した今、ほっとすると同時に、実に爽やかな気分を味わっている。

　それにしても、月日が経つのは早い。私が治療の世界に足を踏み入れてから、すでに長い歳月が過ぎた。しかし、今もなお、治療の世界のスタートラインから足を踏み出した時と同じような、新鮮な驚きと刺激を感じている。三千年の風雪に耐えてきた東洋医学の世界は、実に奥行きの深い世界だからである。

　この新鮮な驚きと刺激を、本書を通じて、読者の皆さんと共有したいと願っている。そして、この本が、読者の皆さんの臨床の一助となり、病気に悩まされている多くの患者が耐えがたい苦痛から解放される日が来ることを、切に願ってやまない。

平成21年3月吉日

劉　勇

本書の利用に際して

治療のワンポイントアドバイス

　本書では「治療のワンポイントアドバイス」と名付けて、最初に治療法の最も重要なポイントを絞って、極めて簡潔に紹介することにした。

　細やかな手順にこだわりすぎるよりも、ポイントを絞ることが重要だからである。

鍼による治療

　鍼による治療のノウハウは、本文中に詳しく説明してあるので、ここで改めて詳細を述べない。基本的に経穴、患部、痛みを感じる部位などに直刺、または斜刺するのである。

　また、私は鍼のサイズに関して、細かく注文をつけるつもりはない。私の治療法においては、鍼のサイズの違いによって、治療効果に大きな差異が出るとは考えられないからである。従って、鍼のサイズに関しては、最も効果的で、自分に合ったサイズを選択することをお勧めしたい。

灸の有効性と禁忌

　灸による治療は、多くの疾患に効果的である。特に肋間神経痛とヘルペス、腱鞘炎、冷え症などの疾患には、灸による治療は大切なポイントとなる。

　ただし、灸による治療を、避けなければならない疾患もある。糖尿病の患者に灸を施すと、やけどや傷をつくりやすい。従って、糖尿病の患者に対しては、灸による治療は禁忌である。

鍼灸とマッサージの併用

　疾患によって、鍼と灸による治療だけでなく、マッサージを併用すると、治療効果が飛躍的に高くなる。また、マッサージの他に、抵抗運動を加えることによって、治療効果が倍増する疾患もある。

生活指導の重要性

　疾患のなかには、摂取カロリーの過多、糖分の過剰な摂取、不規則な食事、運動不足、目の酷使など、生活習慣に起因する要素が大きい疾患も多い。このような疾患の患者に対しては、生活指導が極めて重要である。治療によって症状が軽減しても、患者が生活習慣を改善する努力を重ねないと、最終的に病気を克服することは難しいからである。

　従って、適切なアドバイスによって、生活習慣の改善を促さなければならない。

注意しなければならない経穴
◎人中
◎委中、◎翳風、◎三陰交
○合谷、○内関、○外関、○陰陵泉、○天宗、○環跳、○曲池

　以上の経穴は、最もデリケートな経穴であると同時に、鍼感を出さなければならない経穴である。◎印の経穴は特に注意しなければならない。

　これらの経穴は鍼感を出すことによって、より一層効果を上げることができる。治療に欠かせない身体の重要拠点である。

本書の写真について
　刺鍼位置や施灸位置は、あくまでも本文中の写真であらわすことができる範囲で示した。実際の臨床では、より正確に刺鍼位置や施灸位置を決めるようにしなければならない。

常に変化する宇宙と小宇宙

　私の理論は、常に変化してきた。人間の体が常に変化しているからである。われわれ人間は、この広大な宇宙（大自然）の中で命を授かり、生きている小宇宙（小自然）である。すべての植物や動物が有機的なつながりを持った統一体である自然と同様、人体の組織、器官は精密なマシーンのように有機的なつながりを持っている。

　また、われわれは生命力の源となる空気、飲食物なども、すべて大自然に頼って生きている。そういう意味でも、人間は自然の一部なのである。

　そして、人間が生きている広大な舞台である大自然は、常に刻々と変化している。小さな変化が積み重なって、大きな変化を生み、時によっては火山の噴火や大洪水、大地震の発生など、小宇宙である人間の生存を脅かすような大きな変化が、前触れもなく起こることもある。

　人間の体も、日々刻々と変化している。自然のメカニズムに合致した健全な生活習慣が保たれ、気血の流れがスムーズな時は、病的な変化は起こらないが、気血の流れが阻害されると、体のメカニズムが崩れて、さまざまな病変が襲ってくることになる。はなはだしい場合には、何の前触れもなく脳出血、脳梗塞、心筋梗塞など、火山の噴火や大洪水、大地震にも似た生存を脅かすような災害が体を襲うこともある。

　現代医学では、これらの発作や病変を完全に予知することは困難である。しかし、東洋医学の理論には、気血の運行をチェックすることによって、また、臓腑の状態が体表にあらわれる変化をチェックすることによって、発作や病変が起こる以前に、その兆候を見出すことも不可能ではない。つまり、現代医学の常識では、前触れもなく訪れる体の異変だが、東洋医学では前触れを察知することができるのである。

　もちろん、そのためには丁寧な望診、聞診、問診などを行うことが不可欠である。また、技術を磨くだけでなく、東洋医学の理論にも精通する必要がある。

　広大な宇宙から見れば、われわれ人間は情けないほど小さな存在にすぎない。道端の小石のような、砂浜の一粒の砂のような小さな命である。

　人類が地球上で生きてきた長い歴史も、宇宙の時間の流れの中では、束の間の出来事である。まして、一人一人の人間の何十年という人生などは、ほんの一瞬の出来事、宇宙の瞬き程度の時間にすぎない。

　しかし、この小さな存在にすぎない宇宙も、その人の生き方次第では、夜空に輝く小さな星のように、光り輝くことも不可能ではない。そうなるためには、その人が心身ともに健やかであることが、前提条件となる。

　その心身の健やかさを維持することができるように、最大限の努力を積み重ねることが、われわれ臨床に携わる者の使命なのである。

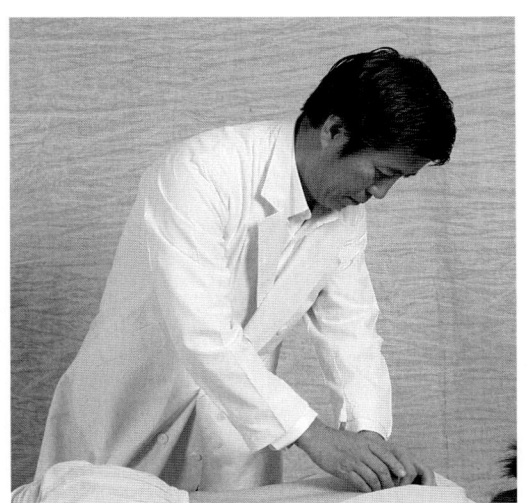

目　次

まえがき　iii

本書の利用に際して　iv

目次　viii

第1章　運動器疾患 ——————————— 1

　　1. 頸椎症／2
　　2. 寝違え／8
　　3. 肩こり／16
　　4. 五十肩／23
　　5. 腱鞘炎／30
　　6. ぎっくり腰／33
　　7. 変形性股関節症／39
　　8. 股関節炎／49
　　9. 変形性膝関節症／52

第2章　末梢神経疾患 ——————————— 57

　　10. 顔面神経麻痺／58
　　11. 三叉神経痛／64
　　12. 肋間神経痛／69
　　13. ヘルペス／73
　　14. 坐骨神経痛／77

第3章　消化器疾患 ——————————— 83
　15. 便秘症／84
　16. 下痢症／89

第4章　耳鼻咽喉科疾患 ——————————— 93
　17. メニエール病／94
　18. 耳鳴り・難聴／100

第5章　その他の疾患 ——————————— 107
　19. 月経不順・月経困難症／108
　20. 更年期障害／113
　21. 冷え症／119
　22. 不眠症／125
　23. 頭痛／132
　24. 糖尿病／136
　25. 眼精疲労／140
　26. 喘息／144
　27. むくみ／151

第 1 章
運動器疾患

頚椎症

治療のワンポイントアドバイス

頚椎症の患者を、原因の違いによって2通りに区別し、以下の部位、経穴に重点的に鍼による治療を施す。
〔1〕追突事故、スポーツ傷害が原因の頚椎症─神経根や脊髄が圧迫されている局部と神道
〔2〕椎間板の退行変性による頚椎症─天柱、命門、神道

　頚椎症は椎間板の退行変性によって椎体の辺縁に骨棘が形成されるなど、椎体も変化して反応性の骨増殖を生じる疾患である。頚椎は胸椎や腰椎に比べると、椎体は小さいが可動性が大きく、前屈、後屈、側屈だけでなく左右に回旋するなど運動も多様で、しかも日常的に頻繁に動かすため、頚椎の可動性を担う椎間板は退行変性しやすい。

　骨棘が形成されても、まったく症状があらわれない場合もあるが、骨棘が形成されることで神経根や脊髄が圧迫され、頚部の痛み、肩のこり、上肢への放散痛、上肢のしびれなどの症状を引き起こすケースが多い。進行すると、上肢の運動障害、歩行障害なども引き起こす。最も出現頻度が高いのは頚椎のL5-L6で、L6-L7やL4-L5にも多発する。

　主に中高年に好発する疾患だが、追突事故などの外傷、スポーツ傷害が原因となって引き起こされるケースもある。スポーツが原因となるケースでは、バレーボールなど全身を使う球技に多発する傾向がある。全身を使って運動をすると、首が揺れる、首が振られる場面が多くなるからである。もちろん、コンタクトプレーの多い球技にも好発する。また、内臓の疾患によって、類似した症状が生じるケースもある。

鑑別法

　頚椎症は骨棘の形成、頚椎椎間板ヘルニアは椎間板の髄核の突出という違いはあっても、脊髄や神経根が圧迫される点は変わらないので、この2つの疾患の症状は似通っているが、かなり異なる点もある。頚椎症は主に鈍痛と知覚が鈍くなる傾向が強いのに対して、頚椎椎間板ヘルニアは上肢のしびれが主症状である。また、頚椎症はめまいを伴うケースが多い。特に、スポーツの試合中に他の選手と衝突したり、車の追突事故などが原因で頚椎症になった患者にこの傾向が著しい。

　どんな疾患でも問診は重要だが、この疾患では特に問診が重要なポイントとなる。頚椎症はスポーツ傷害が原因になるケースも多いのだが、運動の最中に後ろから追突され、または横から激突されて頚部が鞭がしなるようになった経験が過去にあっても、患者はとっさに思い出さない場合が多い。従って、こちらから積極的に質問をして、原因を究明していかなければならない。

　大切なことは、まず原因を特定することである。原因がはっきり分かれば、効果的な治療を施し、早く治療結果を出すこともできる。一方、原因を特定できないまま、一般的に頚部の症状によく効く経穴に施鍼しても、目覚ましい効果は得られない。鍼による治療で十分に治療効果が上がらないケースの多くは、原因を特定できていないからである。従って、原因究明のための問診は、絶対に避けては通れないのである。

　また、頚椎症状の原因は頚椎の退行変性やスポーツ傷害に限定されるものではない。胆嚢の炎症や膀胱炎など、内臓の疾患が原因で頚部に似通った症状が出る場合もある。その場合は、内臓に対する治療、内臓につながる経穴への治療が欠かせない。内臓の疾患による可能性も考慮すると、なおさら問診は重要なのである。

治療のポイント

　鍼による治療の他、マッサージを併用する。頚部の痛みによって身体が硬直しているので、マッサージを行うことで緊張をほぐし、血液の循環を改善する必要がある（頚椎症の治療には、灸は用いない）。

　また、頚椎症の治療では、治療時の患者の姿勢が重要である。しびれがある場合は、まず通常の腹臥位とは異なる特殊な腹臥位で施鍼し（P4-図1）、次に通常の腹臥位にして、鍼とマッサージによる治療を施す。一方、しびれがない場合は、側臥位での姿勢を選択する。内臓の疾患が原因の場合は、その内臓につながる経絡上で取穴するので、それらの経穴に施術しやすい姿勢を選ぶ必要がある。内臓につながる経絡に治療を施す場合は、内臓に関連した経穴、次に頚部という順番で施術したほうが効果的である。また、神経根や脊髄への圧迫が自律神経に対して影響を及ぼし、消化不良を起こしているケースもあるので、その場合は胃経など消化器系の経絡を刺激する必要もある（ただし、選択する経穴はケース・バ

イ・ケースである）。

　なお、頚部の疾患に対して、安直に牽引をする傾向があるが、過度に力を加えて牽引すると、頚部の神経とつながった末梢神経に損傷を与え、他の組織にまで悪い影響を及ぼす危険がある。

●治療法

患者の姿勢：腹臥位

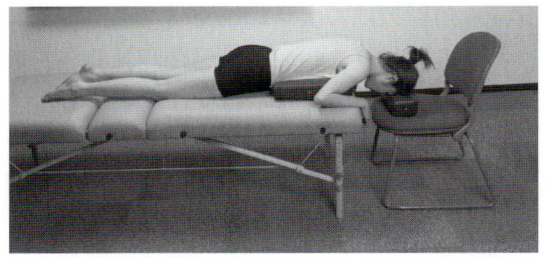

図1

【しびれがある場合の、鍼による治療】

　頚部や上肢にしびれがある場合は、腹臥位で施術する。ただし、通常の腹臥位ではなく、ベッドの外側（頭側）に、ベッドより低い椅子を置き、患者はその椅子の上に顔を乗せ、肩もベッドの外に出した状態にする。こうして通常の腹臥位より頚部を前屈させることで、後頚部の筋肉に負担がかからなくなる（図1）。

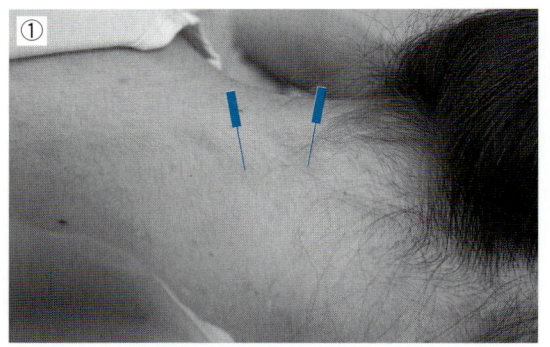

(例)

①前述の姿勢で、神経根や脊髄が圧迫されている部位へ（頚椎のL5-L6なら、頚椎のL5-L6へ）、直刺する。

深さ：1.5cm

置鍼時間：10分

　ただし、患者が心臓の疾患を抱えている場合は、長時間この姿勢を持続しないよう、細心の注意を払う必要がある。治療中も回転性のめまいなどが起こっていないか確認しながら、施術しなければならない。

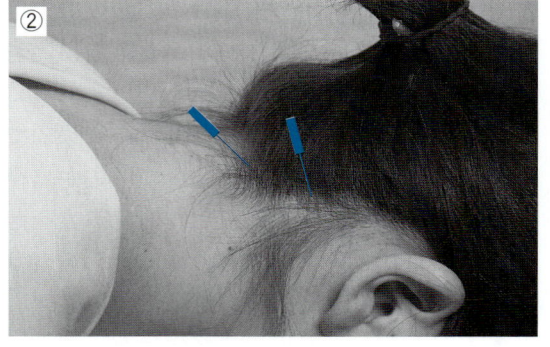

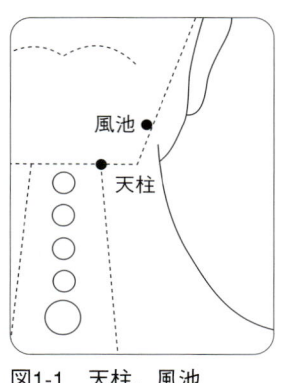

図1-1　天柱、風池
（頭部後面）

②通常の腹臥位に戻して、天柱、風池（図1-1）など頚椎の周囲の経穴に直刺して、血行を改善する。

深さ：2.5cm

置鍼時間：5〜10分

患者の姿勢：腹臥位

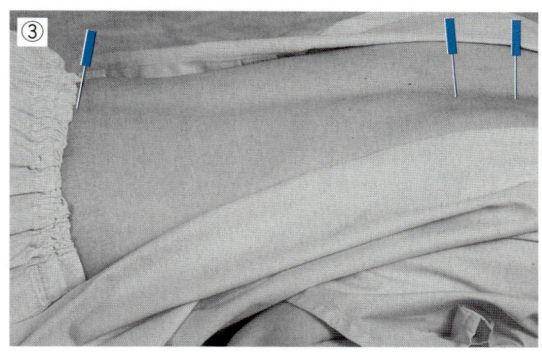
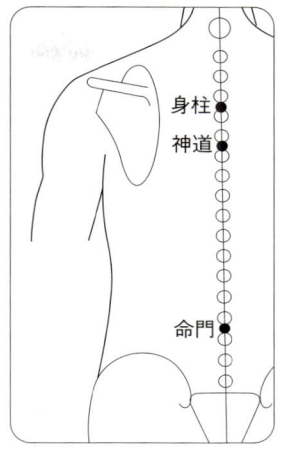

③身柱、神道、命門など督脈（図1-2）に直刺、または斜刺する。
深さ：0.5〜1 cm
置鍼時間：5〜10分

図1-2　身柱、神道、命門（体幹後面）

患者の姿勢：腹臥位

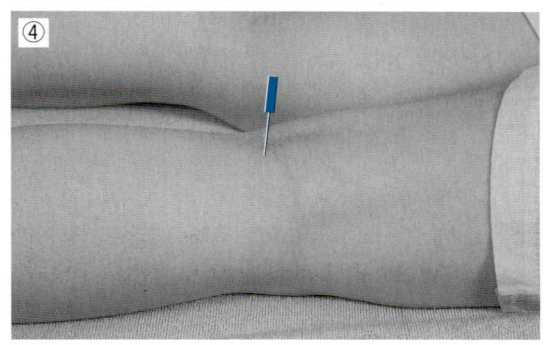
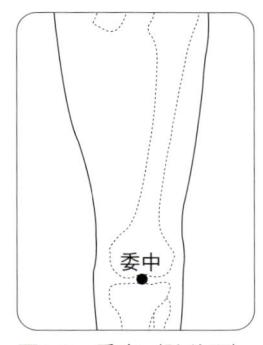

④委中（図1-3）の周囲を軽くマッサージした上で委中に直刺、または斜刺する。
深さ：2〜4 cm
置鍼時間：5〜10分

図1-3　委中（膝後面）

患者の姿勢：腹臥位

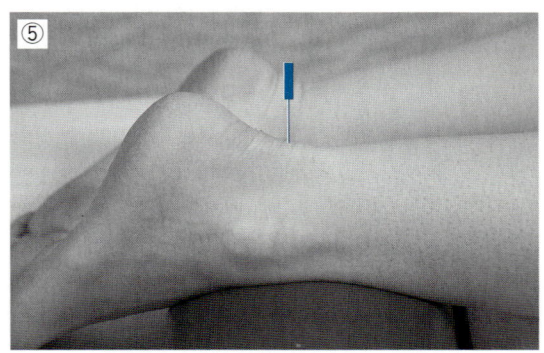

⑤アキレス腱を入念に揉んだ上で、アキレス腱に切皮程度に直刺、または斜刺する。
深さ：2〜4 mm
置鍼時間：5〜10分

患者の姿勢：腹臥位

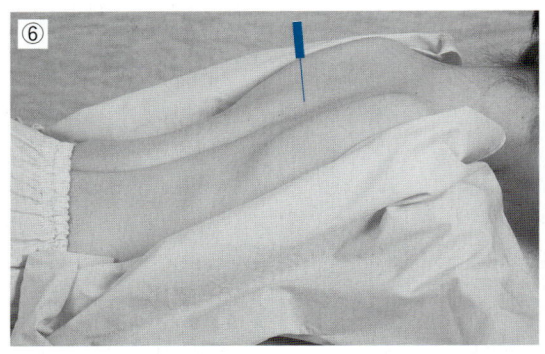
（膏肓）

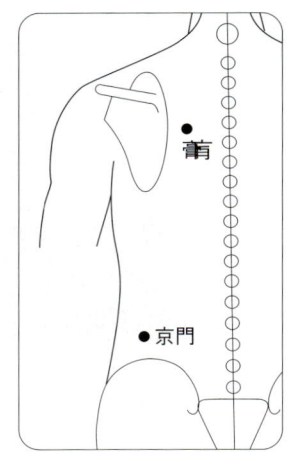
図1-4　膏肓、京門
（体幹後面）

⑥膀胱経、胆経から膏肓、京門（図1-4）など2、3の経穴を選んで直刺、または斜刺する。
深さ：2〜4cm
置鍼時間：5〜10分

患者の姿勢：側臥位または腹臥位

【しびれがない場合の、鍼による治療】

　上肢にしびれがない場合は、側臥位で頚部に施術する。

①神経根や脊髄が圧迫されている部位へ斜刺する。
深さ：2〜3cm
置鍼時間：5〜10分

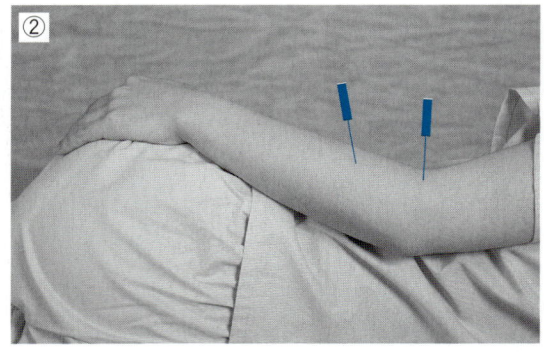

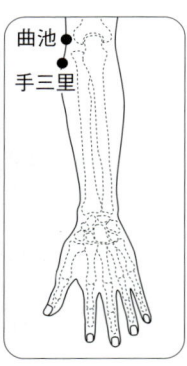
図1-5　曲池、手三里
（前腕後面）

②曲池、手三里（図1-5）を取穴し、直刺、または斜刺する。鍼による治療の後に、頚部にマッサージを施すと、さらに治療効果は高くなる。

●症例

男性 50歳 会社員
身長：176cm **体重**：76kg
血圧：125／86
初診年月日：X年12月21日
主訴：頚部の鈍痛、上肢の痺れとだるさ、知覚の鈍さ
その他の症状：肩こり、背部痛
現病歴：約3カ月前から頚部の鈍痛、上肢のしびれとだるさ、知覚が鈍いなどの諸症状が出現し、次第にそれらの症状がひどくなり、手指にも症状があらわれるようになった。母指と示指がしびれるようになったのである。頚部痛は、特に運動時に増悪した。
　症状が出現して2週間後に近くの整形外科でX線検査の結果、頚椎症と診断され、牽引などの治療を受けたが、結果は際立ってよくなることはなく、その後鍼灸の治療院を経た後、友人の紹介で来院した。
鑑別診断：触診をすると、頚椎のL4、L5、L6に軽度の変形が認められた。頚部の前屈、後屈時に、運動時痛が顕著になった。また、痛みによる可動域制限も認められた。問診の結果、スポーツ傷害による頚椎症ではなく、椎間板の退行変性によるものだと特定できた。
治療法：椅子を使った特別な腹臥位（P4-図1と同様）で、神経根や脊髄が圧迫されている部位、天柱、風池など頚部の経穴、身柱、神道、命門など督脈の経穴への鍼による治療と、委中とアキレス腱に対する鍼とマッサージを併用した治療を週に3回のペースで試みたところ、1週間で痛み、しびれ、知覚の鈍さなどの症状は大幅に軽減し、約1カ月半でほぼ軽快した。
現在の状態：時折、軽い肩こりに悩まされることはあるが、頚部の痛み、上肢や手指のしびれなどの症状は消失し、ほぼ健康な状態を保っている。

寝違え

治療のワンポイントアドバイス

基本的に発痛部位に鍼による治療を施すとともに、原因の違いによって区分して、以下の経穴に重点的に施術する。
〔1〕筋筋膜性の寝違え―天柱、完骨、膏肓
〔2〕その他、原因が不明の痛み―頬車、翳風、天柱、神道、魄戸、膏肓、神堂、承山。置鍼は頬車、翳風、膏肓のみ。置鍼時間は8〜12分。

起床時に首が痛くて動かない、あるいは突然人に声をかけられて振り向くなど、ちょっとした首の動作によって頚部に痛みが走り、以後しばらく首が回らない、回そうとすると痛みが生じる状態である。

寝相の悪さ、寝ている時の姿勢に問題があると考えがちだが、日々の疲労の蓄積によって首の筋肉の働きが低下して起こる場合が多い。また、車の追突事故によるむち打ち損傷、スポーツの試合や練習中の追突による頚部の軟部組織がダメージを受けることが原因となる場合がある。

単に頚部にのみ痛みと運動制限があるケースと、頚部だけでなく、肩甲骨の内側縁にも痛みが発生するケースがあり、後者のほうが長引く傾向がある。

その場合、頚部の運動制限のある側と、交差した肩甲骨の内側縁に痛みが発生する（頚部の左側の運動が制限されていると、右の肩甲骨の内側縁に痛みが発生する）のである。そして、制限された方向に首を回旋させようとすると、それに引っ張られて交差した反対側の肩甲骨の内側縁にも痛みが生じる（左回旋に制限がある場合、首を左に回旋させると、右の肩甲骨の内側縁にも痛みが走る）。

診断のポイント

　寝違えに対して、丁寧な問診や触診は必要ないと考える傾向もある。寝違えということは、確かに患者自身にも一目瞭然である。朝起きた時、急に首が回らなくなったことで間違いなく寝違えだと、自分で判断できるものである。しかし、原因を探っていくと、寝違えは必ずしも一様ではない。

　寝違えは頸椎の疾患によるものと、損傷が頸部の軟部組織に限定された筋筋膜性のもの、いわゆる頸部捻挫とに大別される。しかも、肝臓、胆嚢、膀胱などの疾患や機能低下によって、あるいは狭心症など心臓の疾患によっても酷似した症状が出現する場合がある。

　従って、首が痛くて回らなくなったイコール寝違え、筋筋膜性の一過性の症状だと決めつけるのは早計である。また、同じ軟部組織の損傷による寝違えでも、発症した直後のものと、過去の追突事故、運動中の衝突が遠因となったものとがある。そのため、ある程度過去に遡って、追突事故、運動中の追突や衝突などがなかったか、問診で確かめる必要がある。

　頸椎椎間板ヘルニアや頸肩腕症候群でも、寝違えと似た症状があらわれる場合がある。しかし、これらの疾患とは明確に異なる寝違えの特徴は、首の後屈ができないことである。寝違えは首が回らないだけでなく、顔を天井に向けることもできないのである。

　寝違えの第二の特徴は、頸部に1カ所しこりがあり、この頸部のしこりから肩甲骨の内縁までが1本の細いラインでつながっている。そして、首のしこりと肩甲骨の内縁を結ぶラインは、触診をするとこっているのがよく分かる。また、このラインを押していくと、患者もはっきりと痛みを感じるのである。

　一方、頸椎椎間板ヘルニアは、首を後屈すると背中に、首を側屈すると手指に痛みとしびれが響く。しかも、肩峰の周囲に鈍痛が生じる。また、頸椎椎間板ヘルニアは、肩の前面がしびれると、鎖骨に沿ったラインから上腕と前腕を通って、手の第1指、第2指、第3指にまでしびれが広がるか、肩の後面から上腕、前腕を通って小指にまでしびれが広がる。

　頸肩腕症候群の場合は、手指がしびれることはない。しかも、症状は主に肘までに限られ、上腕から肘までが重く感じられ、末端は冷たく、感覚が鈍くなるケースが多い。

　胸鎖乳突筋の周囲に引きつったような痛みがあれば、内臓の疾患や機能低下に起因する可能性が高い。

治療のポイント

　運動性の寝違えは、局所への治療で効果が期待できるが、内臓の疾患による症状は局所の治療だけでは十分な効果が得られない。内臓につながる経穴を刺激して、内臓の機能のバランスを回復させる必要がある。また、膀胱炎、胆嚢炎など、内臓に炎症が起こっている場合は、治療に時間がかかることを覚悟しなければならない。

治療効果を高める最良の方法は、鍼による治療に抵抗運動を併用することである。最初の2、3日は、鍼と抵抗運動による治療を毎日続ける必要がある。ただし、灸を併用する必要はない。鍼と指圧、マッサージ、抵抗運動で十分な治療効果が望めるからである。

頚部と背部には、鍼による刺激と指圧、マッサージを行う。その際、大切なポイントは、頚部の筋肉（特に第3頚椎〜第7頚椎の周囲）が硬くなっているので、鍼、指圧、マッサージのいずれも強い刺激は避けることである。

また、内臓の疾患による症状に対しては腹部、および肝経、胆経、膀胱経を刺激して、炎症を抑える。

●治療法

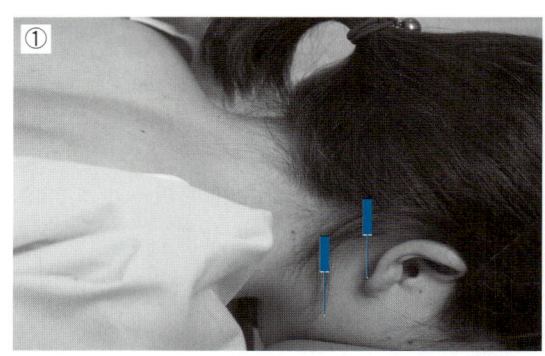

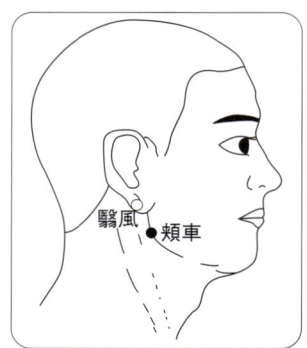

図2-1　頬車、翳風

患者の姿勢：腹臥位

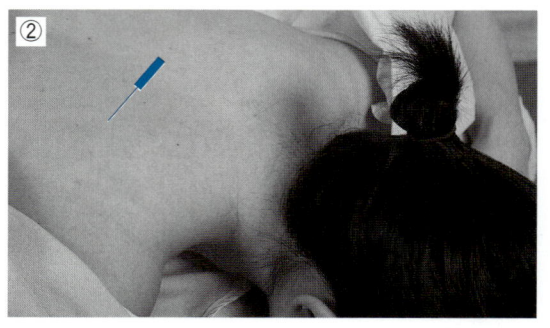

【鍼による治療】

患者の姿勢は腹臥位だが、首に負荷がかからない腹臥位で施術する（P4-図1）。

①前述の姿勢で、斜刺で発痛部位に刺鍼する。強い刺激を避け、緩やかに軽い雀啄術で刺激する。基本的に首の周囲は、阿是穴に施術。痛みが生じている局所に2〜3本刺鍼する。

置鍼をする場合は8〜12分にとどめ、長時間の置鍼は避ける。また、置鍼は頚部の阿是穴と翳風、頬車（図2-1）、膏肓（図2-2）だけで、他の経穴には行わない。これが、大事な原則である。

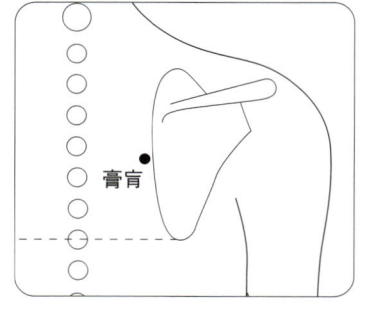

図2-2　膏肓
（体幹後面）

②肩甲骨の内縁の発痛部位である膏肓を、軽い雀啄術で刺激する。

患者の姿勢：側臥位

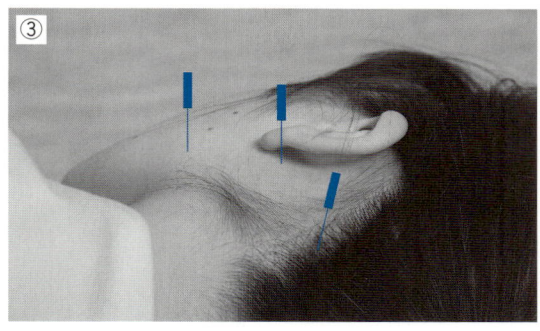

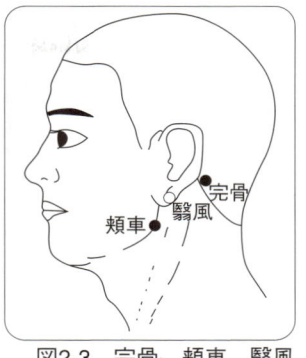

図2-3　完骨、頬車、翳風

③頭部側面の経穴に施術する。
　完骨、頬車（図2-3)に斜刺する。
　深さ：1.5cm
　置鍼時間：8～12分
　翳風（図2-3）に直刺する。
　深さ：2cm
　置鍼時間：8～12分

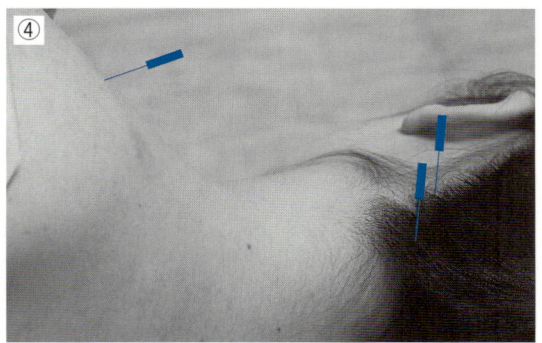

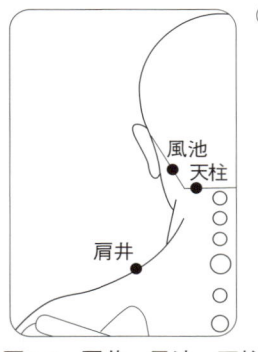

図2-4　肩井、風池、天柱
　　　（体幹背面）

④頚部の経穴に施術する。肩井（図2-4）には斜刺する。
　深さ：5～8mm
　風池、天柱（図2-4）には直刺する。
　深さ：1.5～1.8cm
　置鍼時間：8～12分

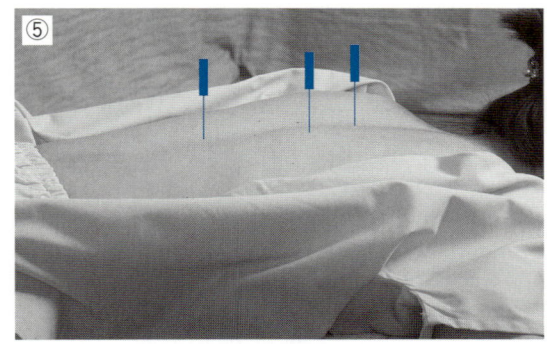

⑤体幹後面と下肢後面の経穴を刺激する。
　督脈―身柱、神道、筋縮（図2-5）に直刺、または斜刺する。
　深さ：1～2cm
　置鍼時間：8分

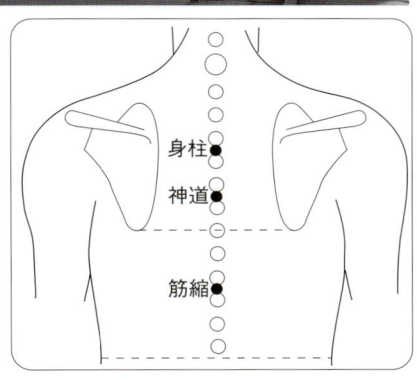

図2-5　身柱、神道、筋縮
　　　（体幹後面）

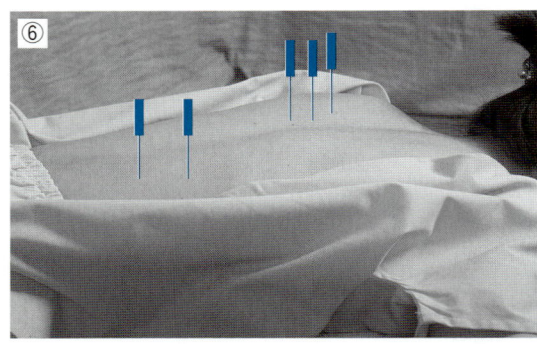

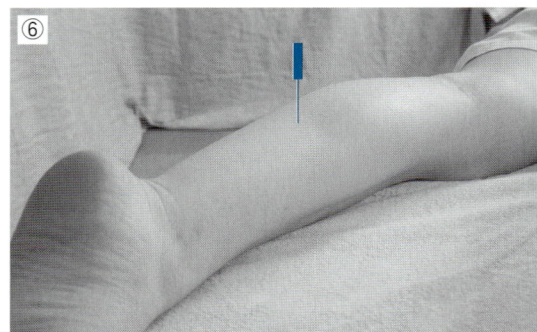

患者の姿勢：背臥位

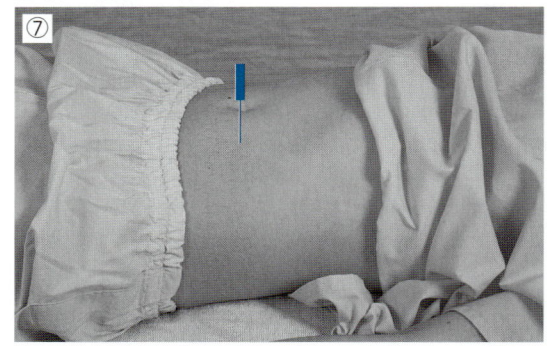

（天枢）

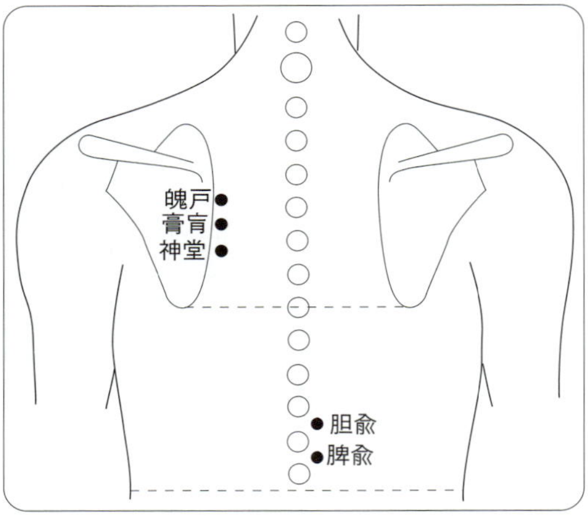

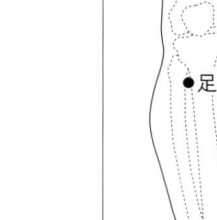

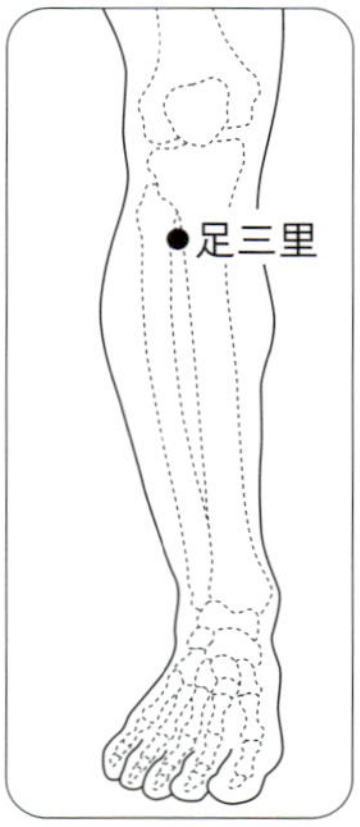

図2-8　足三里
（下腿前面）

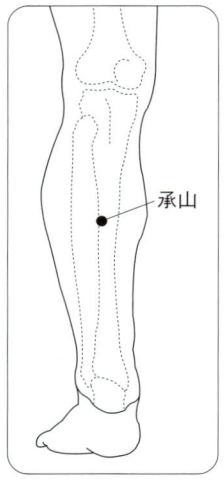

図2-6　胆兪、脾兪、魄戸、膏肓、神堂（体幹後面）

⑥膀胱経―胆兪、脾兪（図2-6）、承山（図2-7）、魄戸、膏肓、神堂（図2-6）に直刺、または斜刺する。
深さ：1～1.5cm
置鍼時間：8分
これらの経穴を刺激することで気血の流れを改善して、内臓の機能のバランスを整える。

図2-7　承山（下腿後面）

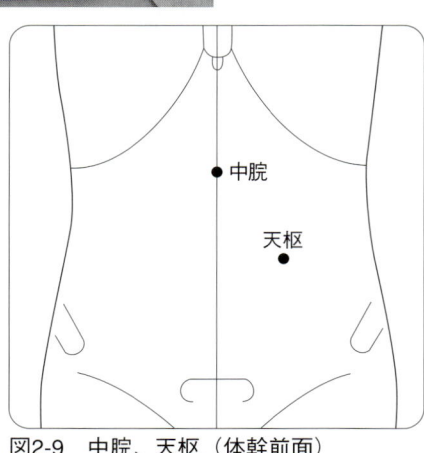

図2-9　中脘、天枢（体幹前面）

⑦内臓の疾患に起因する症状に対しては、足三里（図2-8）、中脘、天枢（図2-9）に直刺、または斜刺する。
深さ：2～3cm
置鍼時間：12分

●抵抗運動など

患者の姿勢：椅子座位

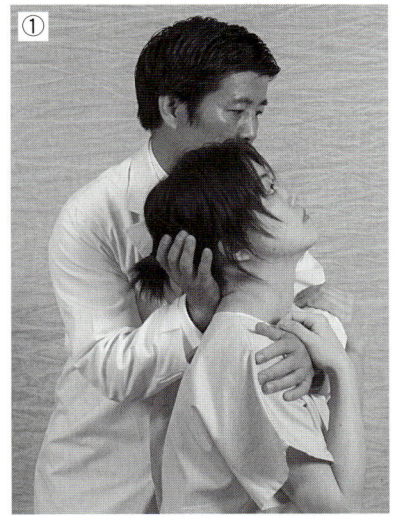

①術者は患者の胸部に左腕を回し、腕を鎖骨の位置に当て、手で患者の肩峰をつかんで固定し、右手を患者の後頭部に当てる。この状態で、患者に頚部を後屈させ、前屈させる方向へと抵抗を加える。約10秒間続けた後、力を抜くよう患者に指示をして、患者と同時に力を抜く。この手技の終了時点で、症状が軽快しない場合は、②以下の手技を施す。

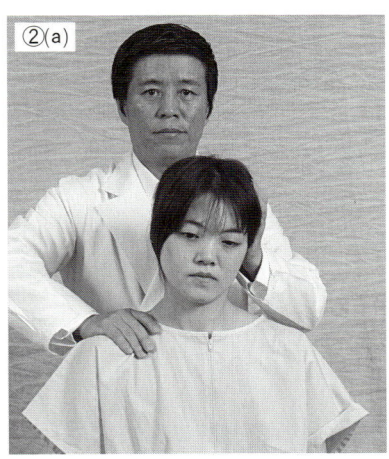

②(a)術者は右手掌を患者の右肩に置いて固定し、左手掌を患者の左側頭部に当てる。この状態で、患者に頚部を左側屈させ、右側屈の方向に抵抗を加える。5～10秒間続けた後、患者に力を抜くように指示をし、患者と同時に力を抜く。

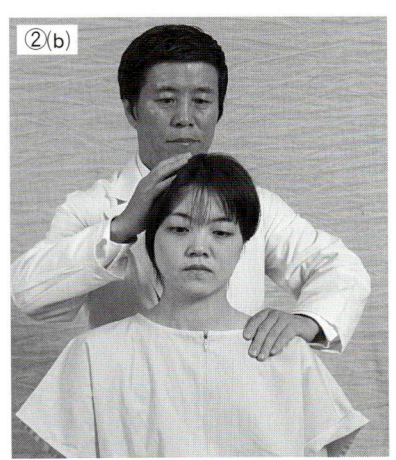

②(b)術者は左手掌を患者の左肩に置いて固定し、右手掌を患者の右側頭部に当てる。患者に頚部を右側屈させ、右手で抵抗を加える。5～10秒間続けた後、患者に力を抜くよう指示し、患者と同時に力を抜く。

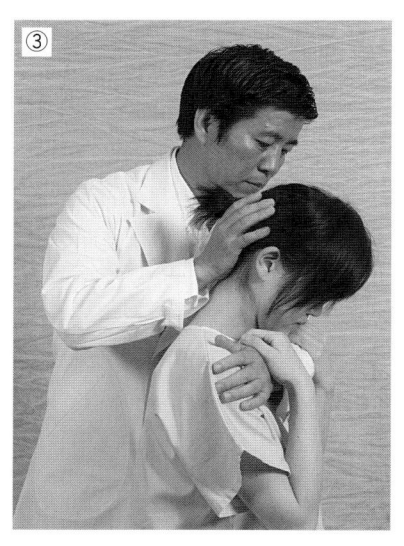

③術者は患者の頚部を巻くように左腕を回し、術者の肘の上に患者の顎を乗せ、左手は患者の肩峰に当てる。この状態で、患者に顎を押し下げさせ（頚部の筋を伸展させ）、肘で反対方向に抵抗を加える。5〜10秒間続けた後、患者に力を抜くよう指示を与えた上で、同時に力を抜く。

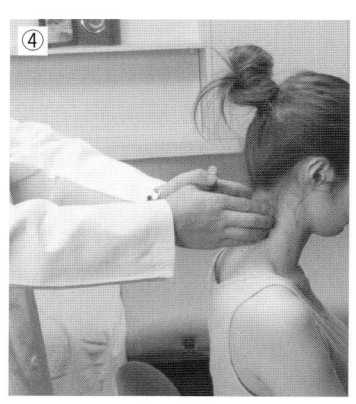

④術者は患者の後頚部に両手を当て、母指を除く両手の8指（あるいは片手の母指）で後頚部の筋肉を軽く揉みほぐす。続いて、両手指で肩の筋肉を軽く揉みほぐす。

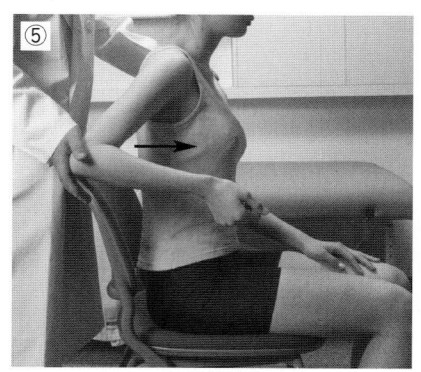

⑤術者は左手を患者の左肩に当て、右手で患者の右肘を持って肘を約90度屈曲させる。この状態で、患者に後方に肘を引かせ、右手で抵抗を加える。5〜10秒間続けた後、患者に力を抜くよう指示し、患者と同時に力を抜く。

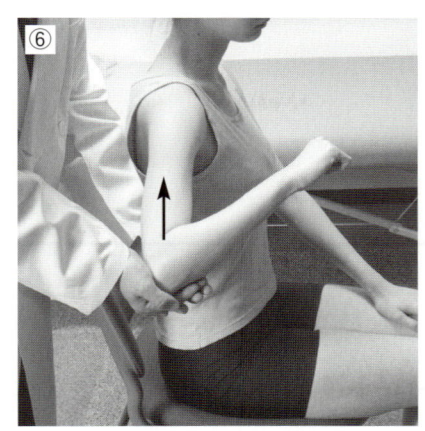

⑥術者は患者の肘を⑤と同じ状態にして、両手で患者の肘を持つ。患者に肘を押し下げさせ、両手で抵抗を加える。5〜10秒間続けた後、患者に力を抜くよう指示し、患者と同時に力を抜く。

●症例

女性 43歳 会社員
身長：161cm **体重**：51kg
初診年月日：X年6月
主訴：朝、起きた時に、首が回らなくなった。首を回そうとすると、ひどい痛みに襲われる。
その他の症状：時々、背部の筋肉のこり、こわばり
現病歴：痛みが発生した日に、親戚の紹介で治療院を訪れた。
鑑別診断：初診時に確認すると、頚部の回旋ができず、頚部の伸展（後屈）がまったくできないことが判明した。また、問診の結果、過去の追突事故や運動中の追突などが原因ではないことが判明した。肩甲骨の内側縁には痛みはなく、痛みは頚部に限定された筋筋膜性の一過性の症状であることが明らかになった。
治療法：首に負担がかからない腹臥位で頚部の発痛部位、完骨、頬車、膏肓、肩井、風池、天柱などへの鍼による治療と抵抗運動、頚部と背部への指圧、マッサージなどを併用した結果、1日目の治療で痛みは大幅に軽減し、可動域制限もかなり緩和された。3日間連続した治療の末、3日目に完治した。

③ 肩こり

治療のワンポイントアドバイス

〔1〕膏肓、神道、命門、飛揚に置鍼する。置鍼時間：12分
〔2〕ストレス性の場合は、神道に灸による治療を施す。5壮、弱刺激。

　肩こりは首や肩の筋肉の問題だと思われているが、肩こりの多くは内臓の自律神経のバランスが悪くなったことに起因している。寝不足や疲労の蓄積、精神的なストレスの蓄積などによって、自律神経のバランスが崩れて、消化器系の内臓の機能が低下すると、胃下垂、胃のもたれ、便秘などの諸症状を引き起こす。また、咬筋の筋力が弱くなって、食物をよく咀嚼しなくなることで胃腸の消化が妨げられ、内臓の自律神経の働きが悪くなるケースもある。
　そして、胃腸の中に消化しきれない食物が大量に溜まると、肩に負荷がかかる。肩に腹部の余分な重量がかかって、その負荷によって肩がこってくるのである。特に、便秘の時に、肩にかかる重量は大変なものである。しかも、仮に量的には少量であっても、一日中肩に鞄をかけているように、長時間持続的にかかる負荷なので、肩にとっては負担が大きい。女性が身につけるブラジャーもそれ自体は大した重さではないが、長時間持続的に肩を圧迫することで、肩にとって大きな負荷となり、肩こりの原因になるのと同様である。
　また、不良姿勢も肩こりを引き起こす原因となる。特に、前屈みの姿勢で仕事をするデスクワークの人は、その姿勢によって胃腸が持続的に圧迫されるために、次第に胃腸が鬱血して、内臓体性反射として肩のこりを引き起こす。胃腸の一部の鬱血が、大きな負荷となって持続的に肩にかかり、肩こりの原因になるのである。
　もちろん、肩こりの中には、内臓の自律神経や内臓の鬱血と連結しない肩こりもある。頚椎症、頚椎椎間板ヘルニア、頚椎後縦靱帯骨化症など頚椎の異常に原因があるケースも珍しくはないし、手や

腕の使いすぎなど単純に筋肉の問題だといえるケースもある。精神的なストレス、姿勢不良、手のオーバーユースなどの原因が複合的に働いて発症するケースもある。

また、低血圧症、高血圧症、糖尿病による肩こり、心筋梗塞など心臓の疾患による肩こりもある。がんも首や肩のこりが生じるケースがあり、胆石症も右肩に放散痛が出現することがある。肩こりは、いろいろな身体の異常を知らせる信号なのである。

なお、ハイヒールを履く機会が多い女性に好発するハイヒール性の肩こりもある。ハイヒールを履いている時、足は常に底屈を強いられているため、アキレス腱が緊張し、それが肩こりの誘因になる場合が多いのである。

鑑別法

内臓の自律神経のバランスが崩れたことに起因する肩こりの最も特徴的な症状は、吐き気である。消化しきれない食物を大量に抱えた胃腸を重く感じるため、吐いて軽くしたいのである。特に、肩井（図3-1）を押圧すると、吐き気をもよおすケースが多い。そのため、患者は肩井に触られるのを極度に嫌がる傾向がある。

また、咬筋の筋力が衰え、咀嚼が不十分な結果、肩こりが発症した患者は、顎に近い頰車（図3-1）の周囲が非常にこっている。

ひどい肩こりに悩まされている患者は、上腕三頭筋の両側に痛点があり、ここをつかむと激痛が走る。常に前屈みの姿勢で仕事をするデスクワークの人は、特にこの傾向が強い。肩こりの場合、上腕三頭筋が肘に付着している部位にある少海（図3-2）と小海（図3-3）にも痛点があり、この2つの経穴を押すと痛みを感じる（この2つの経穴は、表裏一体の関係にある）。また、胸椎に沿ったライン上にも痛みが出現する

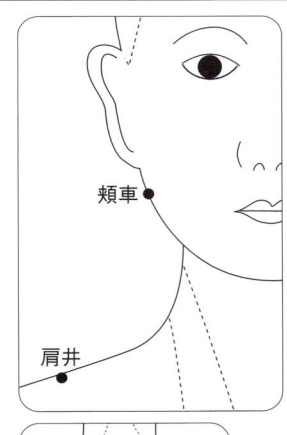
図3-1　肩井、頰車

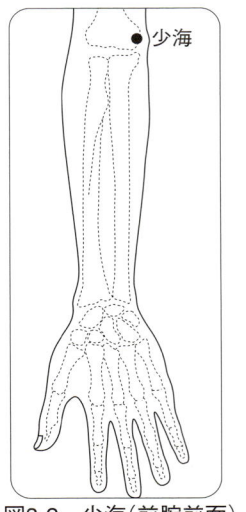
図3-2　少海（前腕前面）

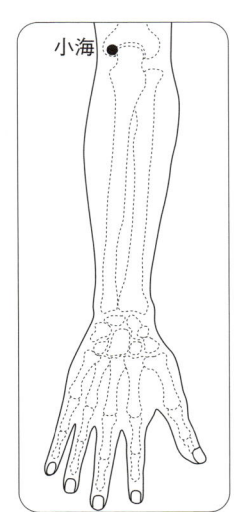
図3-3　小海（前腕後面）

ケースが多い。

単に肩こりというだけでなく、丁寧な問診によって患者の自覚症状を確認し、原因を突き止めてから治療に取りかかるべきである。また、触診によってどの筋肉に、どの経絡上にこりがあるのかを確認する必要もある。こりは肉眼では見えないが、こりが見えるぐらいに正確に病態を把握すべきである。

なお、がんが肩こりの原因になるケースもあるので、肩こり＝筋肉のこりと安易に決めつけてはならない。特に、首や肩のリンパ腺の周囲が腫れている場合は、精密検査を勧めるべきである。また、右肩に放散痛がある場合は、胆石症の疑いも排除できないことを忘れるべきではない。

治療のポイント

筋疲労性の肩こり、ハイヒール性の肩こりに対しては、鍼による刺激で十分に対処できるし、マッサージによる治療も効果的である。

ただし、吐き気を伴う場合は、内臓性の肩こりの他に、くも膜下出血の前兆である可能性も考えなければならない。従って、あまり強く揉みすぎないよう気をつける必要がある。強い圧を加えると、くも膜下出血の発生を促す結果になりかねないからである。

しかも、肩こりの治療においては、鍼やマッサージで刺激する経穴は決して一律ではない。がん、くも膜下出血、心臓病など、生命の危機をもたらす疾患は除外して、鍼やマッサージの対象となる肩こりに絞っても、肩こりの原因によって異なってくる。

つまり、内臓の自律神経のバランスが崩れた結果の肩こりか、胃腸の鬱血が原因の肩こりか、ハイヒール性の肩こりか、姿勢不良、手のオーバーユースなどが原因の肩こりか、頚椎の疾患による肩こりかによって、選ぶべき経穴はまったく違う。こりや痛みが出現している部位の他に、ハイヒール性の肩こりの場合はアキレス腱と下腿の経穴、胃腸の鬱血が原因の肩こりは胃経や大腸経の経穴といった具合に、肩こりの原因によって異なる。

しかも、原因は同じでも、症状は患者によって微妙に違い、ひどいこりが生じている部位も微妙に違う。従って、肩こりの治療では、標準的な経穴の指定はできないのである。ただし、内臓の自律神経のバランスの崩れ、胃腸の鬱血などが原因の肩こりは、それぞれの内臓につながった経絡上の経穴を選択するのが原則である。

3. 肩こり

●治療法
【鍼による治療】
患者の姿勢：腹臥位

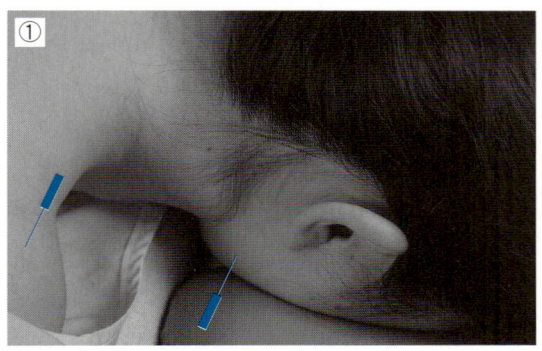

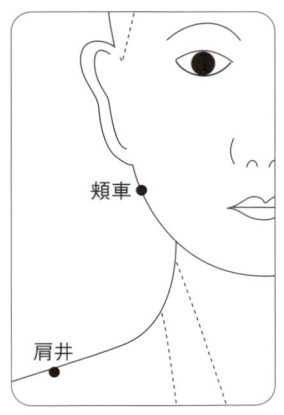

図3-4　肩井、頬車

①肩井、頬車（図3-4）に直刺または斜刺する。
深さ：5〜8mm
置鍼時間：3〜5分

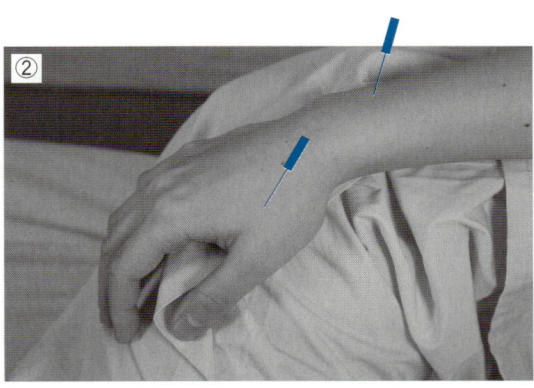

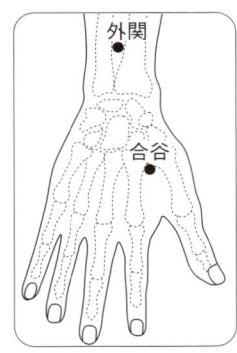

図3-5　合谷、外関（手背）

②合谷（図3-5）に直刺または斜刺する。
深さ：1.5cm
置鍼時間：3〜5分
外関（図3-5）に直刺する。
深さ：1.5cm
置鍼時間：3〜5分

患者の姿勢：腹臥位

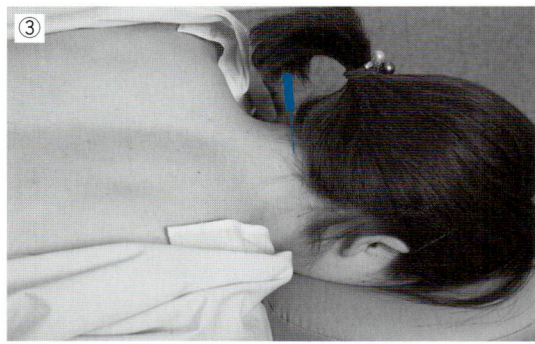

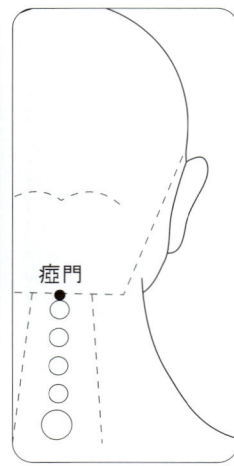

図3-6　瘂門

③瘂門（図3-6）に直刺する。
深さ：1.5cm
置鍼時間：12分

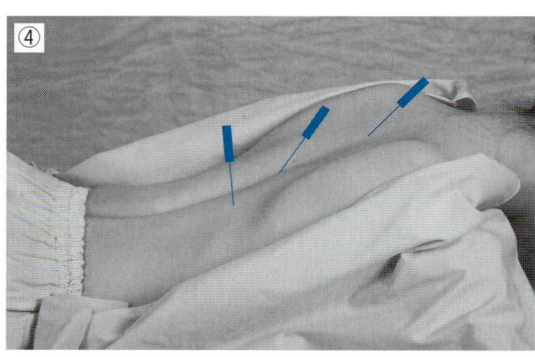

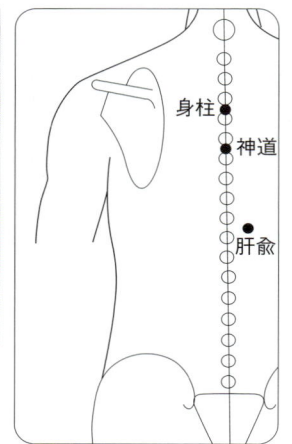

図3-7　身柱、神道、肝兪
（体幹後面）

④身柱（図3-7）に斜刺する。
深さ：1〜2cm
置鍼時間：12分
神道（図3-7）に斜刺する。
深さ：1〜2cm
置鍼時間：12分
肝兪（図3-7）に直刺する。
深さ：1〜2cm
置鍼時間：12分

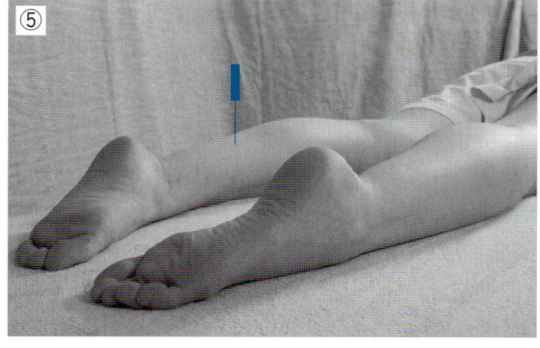

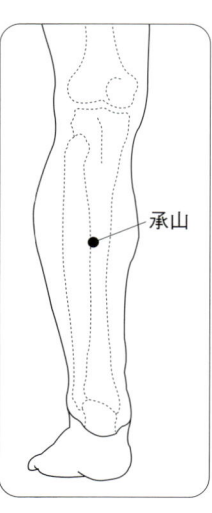

図3-8　承山
（下腿後面）

⑤承山（図3-8）に直刺する。
深さ：3〜5cm
置鍼時間：12分

患者の姿勢：腹臥位

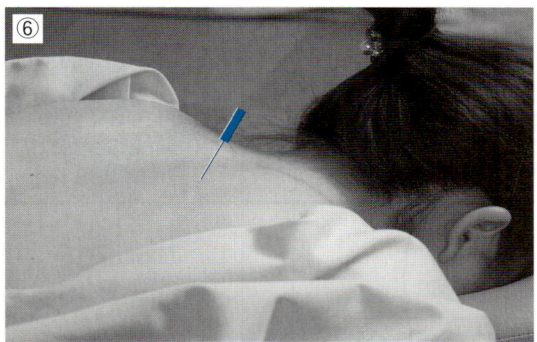

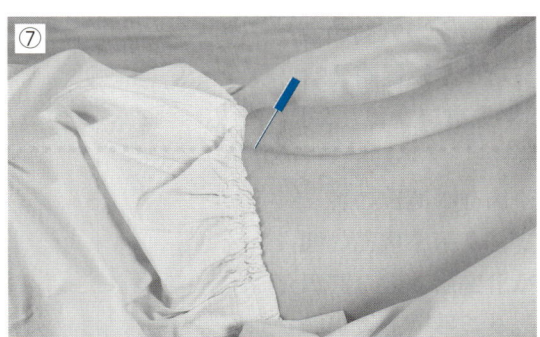

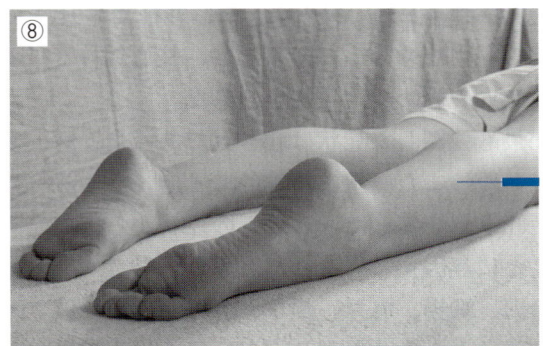

⑥膏肓（図3-9）に斜刺する。
　深さ：0.5〜1 cm
　置鍼時間：12分

⑦命門（図3-9）に直刺、または斜刺する。
　深さ：1.5〜3 cm
　置鍼時間：12分

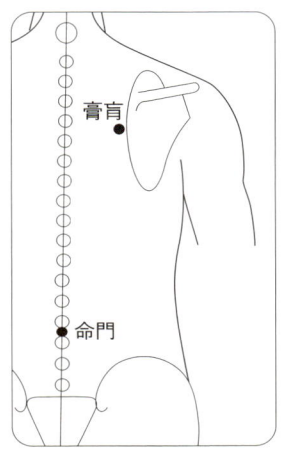

図3-9　膏肓、命門（体幹後面）

⑧飛揚（図3-10）に直刺、または斜刺する。
　深さ：3 cm
　置鍼時間：12分

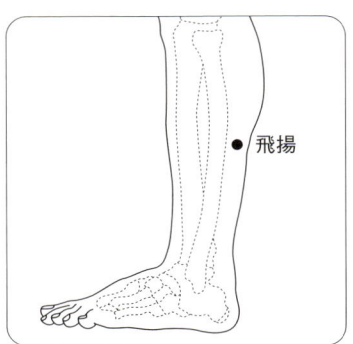

図3-10　飛揚（下腿外側）

十肩のことを、フローズン・ショルダー（凍結肩）ともいう。

五十肩による運動制限は、患者自身による自動的な運動が制限されるだけでなく、他動的な運動も大幅に制限される。突然発症するケースは少なく、徐々に発症する。主に片側に発症するが、その後反対側に発症するケースもある。

患者によって痛みが増す時間は異なるが、夜間と寒冷時にひどい痛みに襲われるケースが多く、頚部、前腕、手などに痛みが放散する場合もある。

鑑別法

五十肩の痛みの強さにはかなり個人差がある。また、五十肩は疼痛が出現する時間によってさまざまな種類に分かれる。朝方に痛みが出る人、昼間に痛みが出る人、夜中に痛みが出る人など、痛む時間帯によって原因が異なっている場合が多い。運動器系の変性などによる五十肩は、夜間痛や早朝の痛みはさほどひどくない。早朝（午前3～4時）にひどい痛みに襲われる患者は肝臓、胆嚢、腎臓など内臓の機能低下が誘因となっている場合が多い。これらの内臓の異常が自律神経の遠心性線維を介して、肩に反射症状を引き起こしているのである。早朝の痛みや夜間痛がひどい患者には胆石の疑いもある。また、狭心症が原因となっているケースもある。

内臓に起因するものと運動器系の変性による五十肩を比較すると、内臓の機能低下による五十肩は肩の周囲の筋肉があまり硬くないのに対して、内臓性以外の五十肩の患者は肩の周囲の筋肉が硬くなっているという違いがある。

他の運動器系の疾患との鑑別のポイントは、腕の挙上の一点に絞って考えてよい。肩こり、頚椎症など肩に似たような症状が出る疾患は他にもあるが、腕を挙上することができず、挙上しようとすると激痛が走る疾患は五十肩の他にあまり見当たらないからである。

早朝に痛みがひどくなる患者に対しては、肝臓、胆嚢、腎臓などの病気はないか、狭心症の発作に襲われたことはないか、問診でよく確かめるとともに、検査することを勧めて、西洋医学的な所見も活用して、原因を正確に確かめる必要がある。同様に、最近むち打ち損傷や打撲などの外傷を受けたことはないかと丁寧に問診をして、確かめなければならない。

診察の際に、これらのさまざまな可能性を考慮する視点が大切である。そして、少なくとも運動器系に原因が求められる症状なのか、内臓性のものなのかを正確に把握しなければならない。この区別ができた上で、治療穴を選べば確実に治療効果を上げることが可能になるからである。

治療のポイント

運動器系の筋肉や腱、軟骨の変性に起因する症状に対しては、肩関節の周囲に鍼とマッサージによる治療を行う。一方、内臓の機能低下や内臓の疾患が原因と思われる症状に対しては、その内臓につながる経穴から治療穴を選択する。

マッサージを併用する際は三角筋、上腕二頭筋、上腕三頭筋などを強く揉むことを避けなければならない。患部に炎症、鬱血が起こっているので、強い刺激を与えると、筋肉を硬くさせてしまうことになる。従って、なるべく軽い刺激を心掛けるべきである。

内臓に起因する症状に対しては、灸による治療を行うが、糖尿病の患者には灸の使用は避けるべきである。

基本的に鍼7、マッサージ2、灸1の割合で治療を行うが、患者をよく観察して、どこまで刺激に耐えられるか見極め、その割合を臨機応変に変えていかなければならない。

夜間の痛みがひどい患者には、後頚部や頭部側面の経穴を刺激して中枢神経の鎮静化を図る必要がある。すなわち、頬車、翳風（図4-1）、風池、瘂門（図4-2）など、中枢神経に近い部位の経穴を選穴する。

激しい痛みで内部に熱がこもっているような症状には瀉法で、内臓の疾患に起因し、局部が冷たく、感覚が鈍麻しているような症状には補法で施術する。

五十肩には、自動運動も効果的である。肩関節周囲の癒着、拘縮を防ぐために、極めて軽い運動から始めて、少しずつ強度を上げていくべきである。しかも、まったく負荷をかけずに肩関節を動かすより、可能ならば多少は負荷をかけたほうが効果的である。例えば2～3kgのダンベルを持って、肩関節周囲の筋肉を適度に動かすほうが血液の循環もよくなり、症状の改善につながる可能性が高い。内臓に起因する症状に対しては、軽い全身のストレッチングが効果的である。

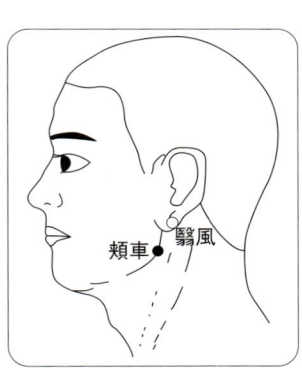

図4-1　頬車、翳風

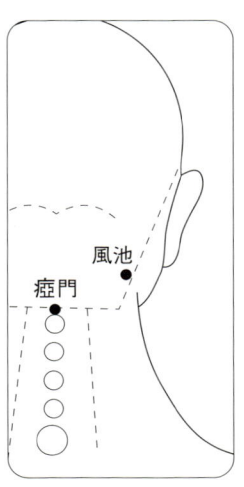

図4-2　風池、瘂門

●治療法

【運動器系に起因する症状に対する鍼による治療】

患者の姿勢：側臥位、または座位

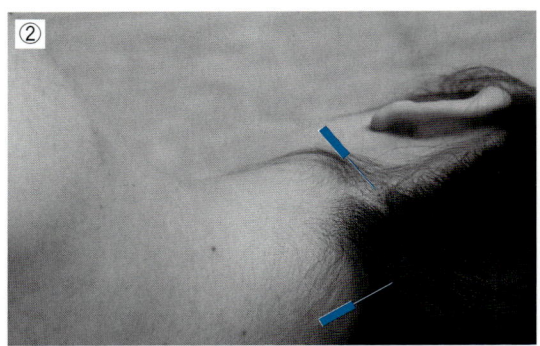
（風池、瘂門）

①局所へ刺鍼する。肩関節の周囲の発痛部位を選んで、痛みの中心に向かって直刺する。
深さ：2～3cm
置鍼時間：5～10分

②特に痛みがひどい患者に対しては風池、瘂門（図4-2）など後頸部の経穴、頬車、翳風（図4-1）など頭部側面の経穴を選穴する。後頸部の経穴の場合は、上方に向かって斜刺する。
深さ：2～3cm
置鍼時間：5～10分

【内臓の機能低下に起因する症状に対する鍼による治療】

患者の姿勢：腹臥位

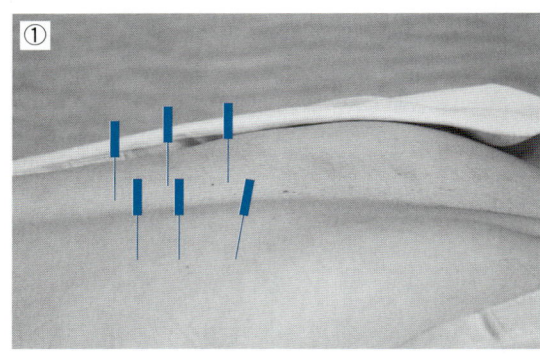

①肝兪、胆兪、脾兪（図4-3）など、機能低下している内臓の兪穴に直刺、または斜刺する。
深さ：2～3cm
置鍼時間：12分

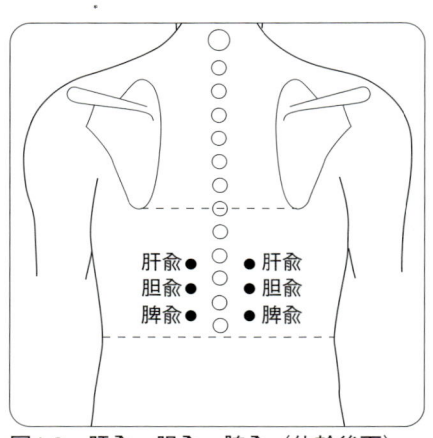
図4-3　肝兪、胆兪、脾兪（体幹後面）

患者の姿勢：側臥位または腹臥位

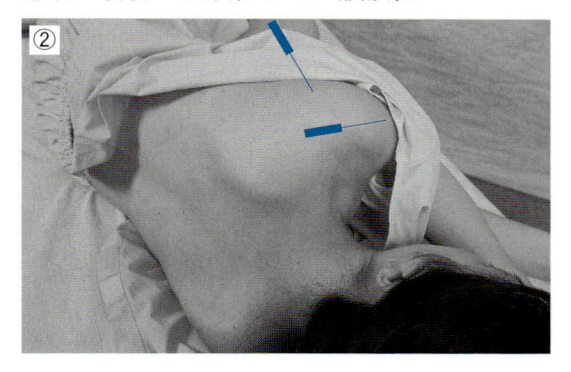

②肩髃、肩貞（図4-4）、命門（図4-5）、承山（図4-6）、飛揚、委中（図4-7）などに直刺、または斜刺する。

深さ：3～5cm

置鍼時間：12分

肝経、胆経の経穴を用いてもよい。

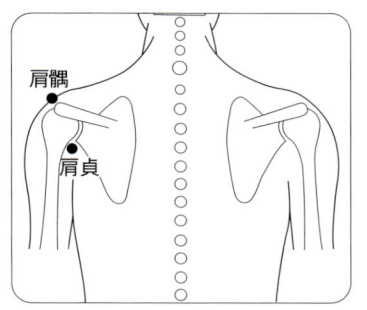

図4-4　肩髃、肩貞（体幹後面）

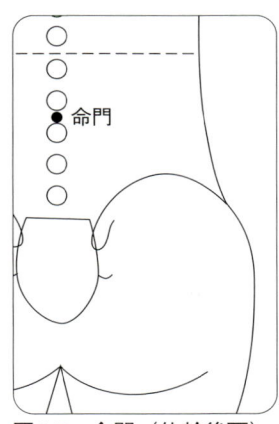

図4-5　命門（体幹後面）

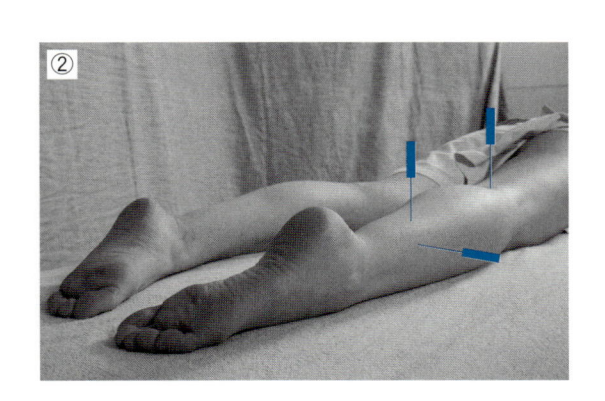

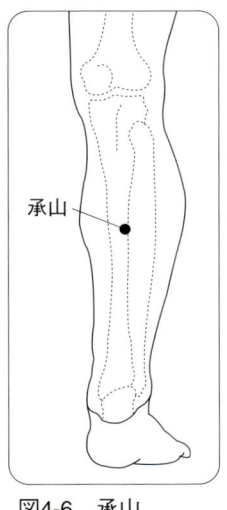

図4-6　承山（下腿後面）

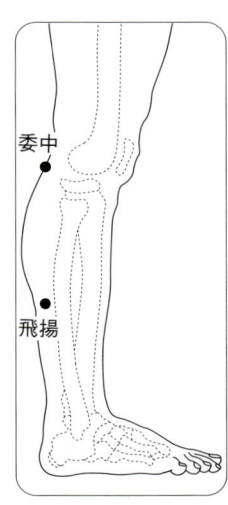

図4-7　飛揚、委中（下腿外側）

【内臓の機能低下に起因する症状に対する灸による治療】
患者の姿勢：腹臥位

①肩と首の痛みのひどい部位に灸を施す。
　温熱　5〜10壮、弱刺激。
②肝経、胆経、脾経、胃経など、機能が低下した内臓につながる経絡上の、その内臓に近い経穴に施灸する。
　温熱　5〜10壮、弱刺激。

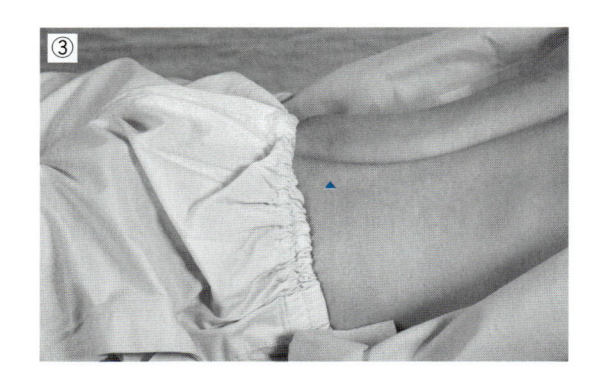

③腎兪（図4-8）に施灸する。
　温熱　8壮、弱刺激。

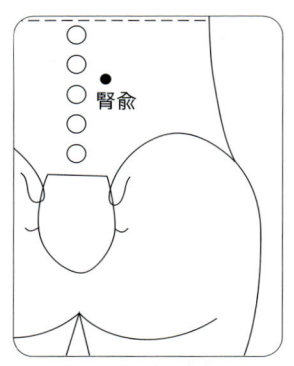

図4-8　腎兪（腰部）

●症例

男性 51歳　会社員
身長：180cm　**体重**：76kg
血圧：135／90
初診年月日：X年10月
主訴：肩周囲の痛み、肩関節の運動制限
その他の症状：特になし
現病歴：約1年前から、左肩の周囲に痛みを感じるようになった。だが、以前にもたびたび、軽い肩こりに悩まされた経験があったので、またいわゆる肩こりの症状なのだと思って、しばらく放置していた。そのうち、肩関節の運動制限が顕著になり、日常生活動作にも影響が現れたため、治療院を訪れた。
鑑別診断：肩を挙上することは、ほとんど困難で、触診をすると、肩関節周囲の筋がかなり硬くなっていた。夜間よりも、朝方の痛みのほうが強く、日々睡眠不足気味だという話だった。問診と触診の結果は、間違いなく運動器系の変性による五十肩だと思われた。
治療法：1日おきに肩関節周囲の発痛部位と、風池、瘂門、頰車、翳風など後頸部と頭部側面の経穴に対する鍼による治療を施したところ、3回目の治療でかなり痛みによる運動制限が軽減し、肩関節の可動域が広くなった。また、朝方の痛みがやわらいだため、睡眠不足も解消された。その後も週に3回ペースで治療を続けたところ、約3ヵ月で完治した。
現在の状態：1年後に腰痛の治療を受けに、再び来院したが、聞いてみると、その後肩の状態は極めて良好だという話であった。

5 腱鞘炎

治療のワンポイントアドバイス

腱鞘炎の治療では、局所の阿是穴へ灸を施すのが最も大切なポイントである。3～7壮、弱刺激で行う。

　腱鞘は手や手指を動かす腱を囲む袋状の膜で、この腱鞘に炎症が起こって、手に運動時痛やしびれが生じた疾患である。細菌が腱鞘内に入って起こる化膿性腱鞘炎、関節リウマチによる腱鞘炎もあるが、大半は外傷や内出血から発展した外傷性腱鞘炎と、手のオーバーユースによって酷使された部位が炎症を引き起こした腱鞘炎である。成人の場合は、右手の母指や中指に発症しやすく、性別では男性より女性に多い。頚肩腕症候群によって、血液の循環が悪くなり、腱鞘炎が起こるケースもある。長期化、慢性化すると、ガングリオンを引き起こす場合もある。

鑑別法

　腱鞘炎になると、痛みによって手首の運動制限が起こる。手首を動かすと痛く、特に掌屈、背屈をすると、痛みがひどくなる。また、腱鞘炎の患者はタオルを絞れず、茶碗を持つことができない。
　手根管症候群も症状に共通点があるが、腱鞘炎の患者はタオルを絞ることができないのに対して、手根管症候群の患者はタオルを絞ることができるという相違点がある。
　関節リウマチも腱鞘炎と症状に類似性があるが、関節リウマチの場合は手首がこわばったようになり、ぎこちない動きとなる。また、関節リウマチの場合は、痛みが生じる部位が広い。

治療のポイント

厚い筋肉がある部位と違って、細い腱と腱鞘を治療するので、回復が遅く、治療が長引く可能性が高い。

ポイントは、手と手指に対する局所の治療で、鍼による治療の他に、マッサージによる治療も有効である。また、温灸によって温め、血液の循環をよくするのも効果的な療法である。

●治療法

【鍼による治療】

患者の姿勢：患者の症状に応じて、無理のない姿勢を選択する。

①第4、第5、第6頚椎に直刺、あるいは斜刺する。

　深さ：4～6㎜

　置鍼時間：5～10分

②肩髃（図5-1）、曲池（図5-2）、外関（図5-2）などの経穴に直刺、または斜刺する。

(a)肩髃に斜刺する。

　深さ：3～5㎝

　置鍼時間：5～10分

図5-1　肩髃

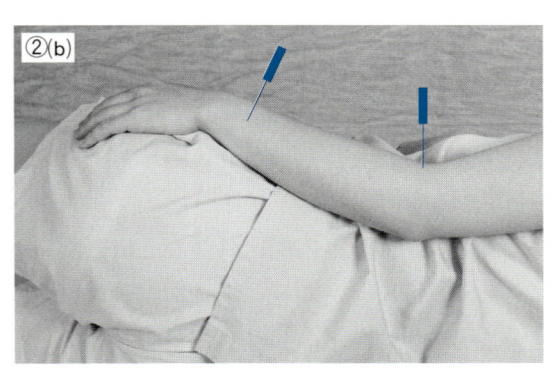

(b)曲池、外関に直刺する。

　深さ：2～3㎝

　置鍼時間：5～10分

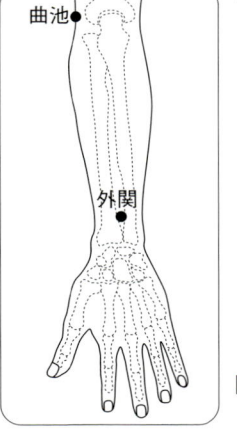

図5-2　曲池、外関（前腕後面）

(c)内関（図5-3）に直刺する。
深さ：1～2cm
置鍼時間：5～10分

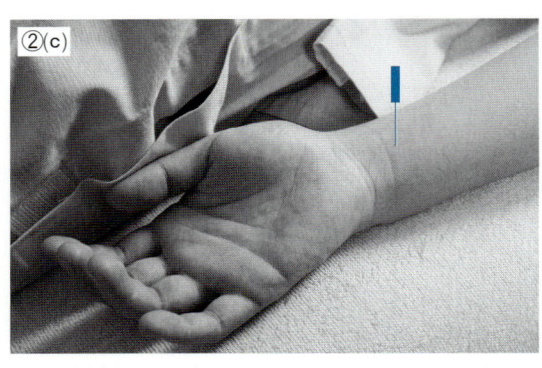

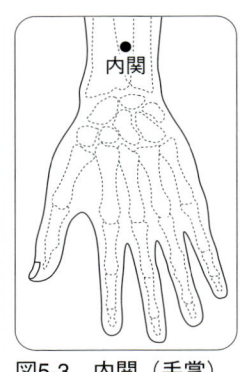

図5-3　内関（手掌）

【灸による治療】

③阿是穴に灸を施す。
温熱、3～7壮、弱刺激。

●症例

女性　68歳　主婦
身長：160cm　体重：68kg
血圧：145／89
初診年月日：X年6月
主訴：手の運動時痛
その他の症状：特になし
現病歴：2カ月前から、手を使うと次第に痛みを感じるようになり、重い物が持てなくなった。痛みがひどくなるに従い、家事など日常生活動作にも支障をきたすようになったので、知人の紹介で治療院を訪れた。
鑑別診断：痛みによる手首の運動時痛がひどく、手首の掌屈と背屈が困難だった。タオルを渡して、タオルを絞る動作をさせたが、痛みによってこの動作ができなかった。また手首に圧痛があった。以上の点から鑑みて、手根管症候群や関節リウマチなどではなく、腱鞘炎だと診断を下した。
治療法：阿是穴へ灸による治療を施すとともに、肩髃、曲池、内関、外関など肩と腕の経穴に鍼による治療、マッサージの3種類の療法を併用し、週に2回の治療を施したところ、4回目の治療で圧痛が著しくよくなり、違和感もなくなり、手首の掌屈と背屈もかなり楽になった。
　その後も週に2回のペースで同様の治療を続けた結果、約2カ月で完治した。

⑥ ぎっくり腰

治療のワンポイントアドバイス
マッサージや抵抗運動が特に重要である。

　日本では「ぎっくり腰」、西洋では「魔女の一撃」と呼ばれている急性の腰痛発作。中腰で重量物を持ち上げようとした時、腰を捻った時、洗顔時や歯を磨いている最中に咳やくしゃみをした時など、ちょっとしたきっかけで起こる。疼痛性の側弯を余儀なくされたり、腰を伸展できないために前屈みの姿勢になりやすい。激しい痛みのため、歩行や立位もできず、ほとんど身動きができないほどになるケースもある。

　ぎっくり腰の原因には、腰椎の圧迫骨折、変形性脊椎症、腰椎椎間板ヘルニア、脊椎腫瘍など脊椎の骨折や脊椎の疾患が原因となる場合もあるが、特に脊椎に異常がみられないぎっくり腰は、筋肉が炎症を起こした筋筋膜性のぎっくり腰と、腸の硬直化や腸のねじれの内臓体性反射に起因するぎっくり腰の2種類に大別される（腸の硬直化や腸のねじれといっても、腸閉塞や腸捻転ではなく、腸の機能が低下して、腸の蠕動運動が正常でなくなった状態をいう）。腸の硬直化や腸のねじれによるぎっくり腰は、腸を支配している自律神経のバランスが崩れることで、腸の異常が発生し、そんな腸の求心性の興奮が対応する筋肉群に影響を与え、筋の過緊張、腰部の痛みなどの症状を引き起こすのである。

　なお、筋筋膜性のぎっくり腰は突然起こる症状であるが、その背景には日々の生活の中で腰部の筋肉に疲労が蓄積していること、及び腹筋と背筋の衰えがあることを忘れてはならない。従って、予防法としては腹筋と背筋を鍛えること、日々の姿勢に気をつけることが大切である。

鑑別法

　筋肉が炎症を起こした筋筋膜性のぎっくり腰と、腸のねじれや腸の硬直化によるぎっくり腰を明確に区別することが大切だが、この両者は比較的区別しやすい。

　ぎっくり腰は、重い物を持ち上げる、腰を捻るなど動作に伴って発症する場合と、咳やくしゃみをした時に突発的に起こる場合がある。重い物を持ち上げようとしたり、腰を捻った瞬間に起こるぎっくり腰は、筋筋膜性の急性の腰痛発作であるケースが多いが、洗顔時に咳やくしゃみをしたり、しゃっくりが出た瞬間に発症するぎっくり腰は、腸のねじれや腸の硬直化によるものが多い。また、頻繁に（年に何度も）発作が起こる場合は、腸のねじれや硬直化に起因する可能性が高い。

　筋筋膜性のぎっくり腰は、腰の軟部組織が炎症を起こしたものなので、痛みがある部位を特定できる。また、発作が起こる前に、殿部の筋肉が重く感じることがある。筋筋膜性のぎっくり腰は、歩き方にも極めて明確な特徴がある。アキレス腱に重みを感じて、歩く時にあまり踵が上げられず、摺り足で歩くようになる。その上、歩行時の姿勢が、痛みのために腰が落ちて、膝が曲がり、上体が前屈みになる。つまり、椅子に座っているような姿勢になる。

　一方、腸の硬直化に起因するぎっくり腰は、背部から腰部の胸椎・腰椎の周囲、特に肩甲骨と肩甲骨の間、及び胃の上部もこっていて、患者が食物を食べづらいといった傾向が顕著になる。

　また、腰痛が発生した時間が就寝中か、朝か、日中の運動中かによって、原因が異なっている。まだ身体がウォームアップされず、筋肉がスタンバイしていない朝起き抜けに痛みが生じたものは、筋筋膜性のぎっくり腰の可能性が高い。日中、運動の最中に起こったものは、筋の部分的断裂による腰痛である可能性が考えられる。

　なお、腰椎の圧迫骨折の場合は、腰部の激痛だけでなく、下半身の感覚がなくなる傾向が強いという特徴がある。

　これらの鑑別のポイントに留意して、丁寧な問診を心掛ける必要がある。

●治療法

　ぎっくり腰に対しては、鍼による治療に抵抗運動を併用する。鍼による治療に整体の要素（抵抗運動）を加えることによって、十分な治療効果が期待できるようになる。灸は合併症がない限り、使う必要はない。

　治療した日の夜、または翌日の朝に痛みが再発するケースも多いので、少なくとも3日は連続して治療を続ける必要がある。内臓性の腰痛のほうが早く治療効果があらわれる。

【鍼による治療】
患者の姿勢：腹臥位

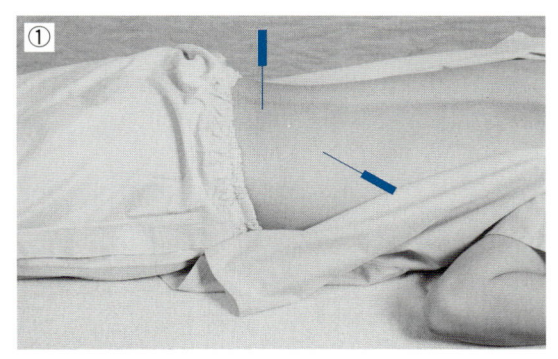

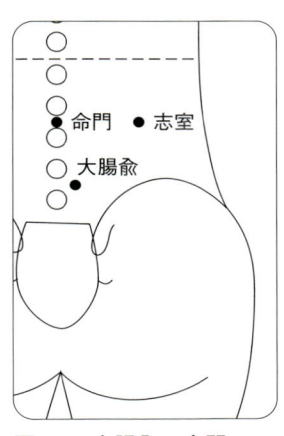

① （大腸兪、志室）

図6-1　大腸兪、命門、志室（体幹後面）

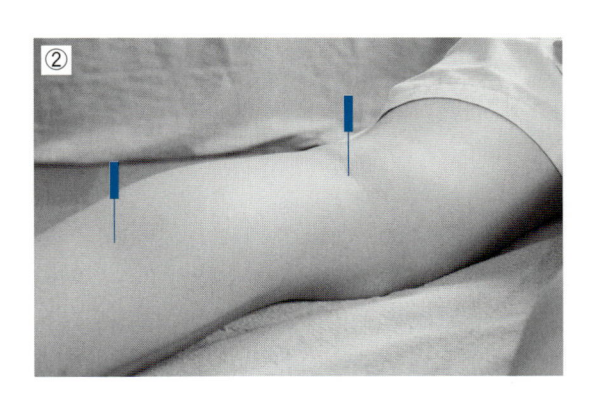

②

図6-2　委中、承山（下腿後面）

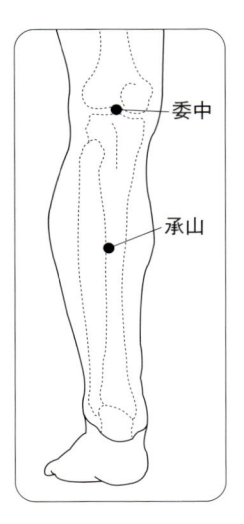

①発痛部位の阿是穴、及び大腸兪、命門、志室（図6-1）、委中、承山（図6-2）に直刺、または斜刺する。
深さ：2～3cm
置鍼時間：5～10分

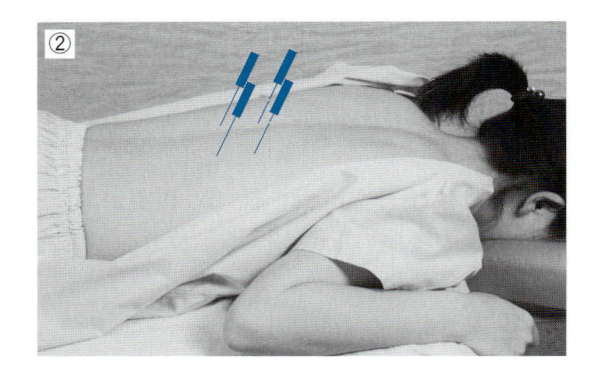

②背部の肝兪、胆兪（図6-3）に斜刺する。
  深さ：1〜2.5cm
  置鍼時間：5〜10分

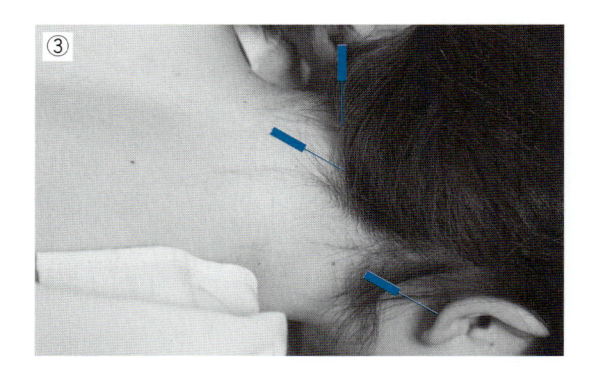

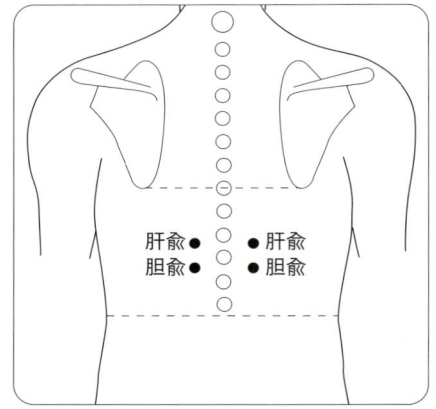

図6-3　肝兪、胆兪（体幹後面）

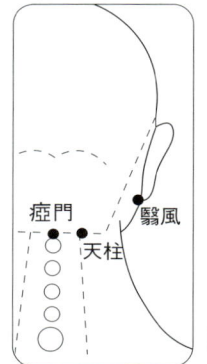

③後頸部の瘂門、天柱、翳風（図6-4）に直刺、あるいは斜刺する。
  深さ：0.5〜1cm
  置鍼時間：5〜10分

図6-4　瘂門、天柱、翳風

患者の姿勢：背臥位

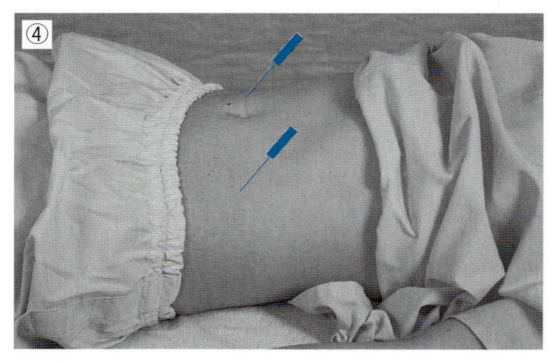

（大横）

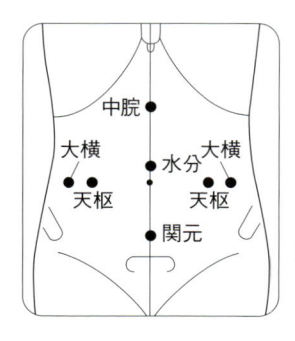

④腹部の天枢、中脘、関元、水分、大横（図6-5）に直刺、または斜刺する。
  深さ：1〜2cm
  置鍼時間：5〜10分

患者が痛みがある部位を特定できない腸のねじれや硬直化による症状には、腹部への鍼が大変効果的である。しかし、患者が痛みがある部位を特定できる筋筋膜性の症状の場合は、腹部への施鍼はさほど重要ではない。

筋筋膜性の症状の場合は、腰椎周辺の経穴、及び阿是穴に深刺する。

図6-5　天枢、中脘、関元、水分、大横（体幹前面）

6. ぎっくり腰

【抵抗運動】
患者の姿勢：椅子座位
患者が自力で椅子に座れない場合は、術者がサポートして、椅子に座らせる。

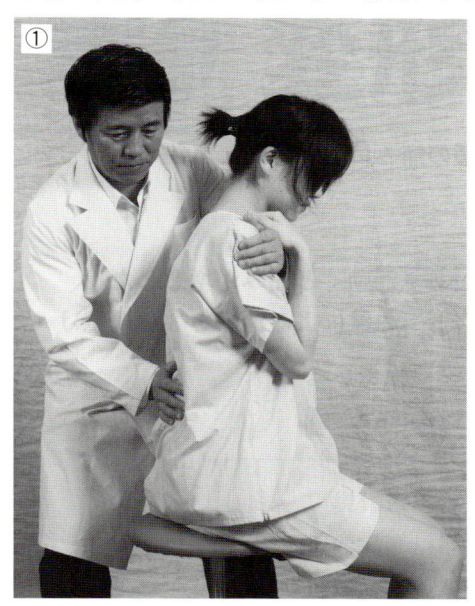

①術者は患者の胸部に左腕を回して（前腕が鎖骨の上にくるようにして）、左手で患者の肩峰をつかむ。右手掌は腰部、ベルトのやや上方に当てる。患者は両手で術者の前腕をつかんで、できるだけ身体をリラックスさせ、まず腰部に力を入れずに身体を前屈する。

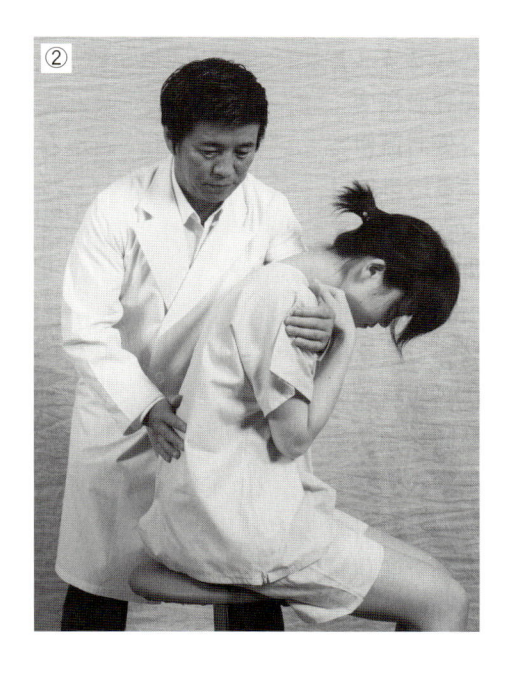

②患者は腰部に力を入れて、身体を前屈する。同時に術者は胸部に回した左腕で抵抗を加えるとともに、患者の腰部に当てた右手で臍のほうに向かって腰を押す。5〜10秒後に、患者に力を抜くように指示をして、患者と同時に力を抜く。

なお、骨折でない限り、日常の生活動作を制限しない。

初期の段階では関節の可動域制限はあまりないが、病状の進行に伴って次第に屈曲、伸展、内旋、外転に可動域制限が出現し、あぐらをかいたり、股を広げることなどが困難になる。また、痛みを避けようとするための逃避性の跛行、股関節周囲の筋肉の筋力低下による跛行などが出現する。しかも、臼蓋形成不全が存在し、関節軟骨が摩耗すると、一層亜脱臼がひどくなるので、患側の下肢がいくぶん短くなって脚長差が生じ、変則的な歩行になるケースもある。また、股関節の周囲の筋肉の筋力低下、患側の大腿部、殿部などの筋肉の萎縮なども起こる。歩行困難例、座位の困難例もある。

鑑別法

坐骨神経痛や腰椎椎間板ヘルニアなどの疾患でも、股関節痛が生じるケースが多いので、これらの疾患との鑑別が重要になるが、歩行がかなり困難な場合は変形性股関節症だと判断してほぼ間違いはない。だが、歩行が困難でなく、疼痛性の跛行もない場合に腰椎椎間板ヘルニアとの鑑別が重要となる。明確な相違点は、腰椎椎間板ヘルニアの場合は痛みだけでなく、しびれを伴うケースが多いが、変形性股関節症はしびれを伴うケースはあまりないということである。

また、坐骨神経痛と同様、変形性股関節症も大腿部に痛みが出現するケースはあるが、坐骨神経痛が坐骨神経の走行に沿って痛みが出るのに対して、変形性股関節症は坐骨神経の走行に沿って痛みが生じることはほとんどない。

治療のポイント

股関節痛に効果的な環跳（図7-2）、腰背部の痛みによく効く次髎、中髎（図7-1）、下肢の症状に有効な足三里（図7-3）、腰部と大腿部の痛みに効果的な風市（図7-3）に鍼による治療を施す。鍼だけでなく、炎症を抑えるために、灸による治療も施す。ただし、殿部は座位の時に体重がかかるので、絶対にやけどをさせないよう、注意する必要がある。

■治療法

【鍼による治療】

患者の姿勢：腹臥位

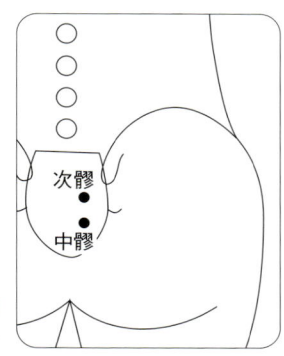

① 次髎、中髎（図7-1）に直刺、または斜刺する。
深さ：2〜3cm
置鍼時間：10〜20分

図7-1　次髎、中髎
　　　（体幹後面）

患者の姿勢：側臥位

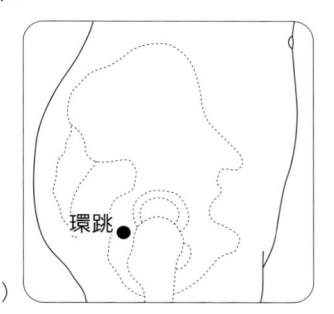

② 環跳（図7-2）に直刺、あるいは斜刺する。
深さ：7〜8cm
置鍼時間：12分

図7-2　環跳
　　　（体幹側面）

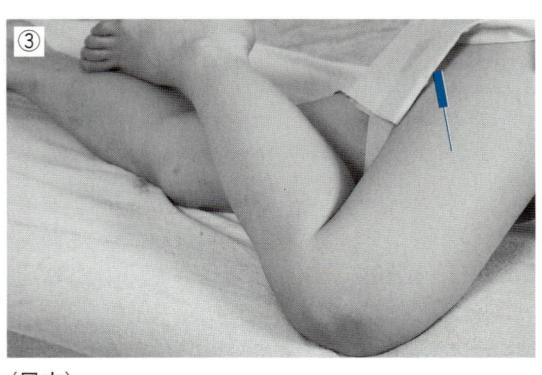

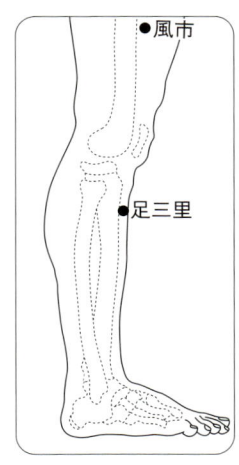

③ 足三里、風市（図7-3）に直刺、または斜刺する。
深さ：2〜3cm
置鍼時間：10〜20分

（風市）

図7-3　風市、足三里
　　　（下腿外側）

【灸による治療】

患者の姿勢：腹臥位

患部と後腸骨稜に5〜10壮、弱刺激。

●治療法1（マッサージ）

患者の姿勢：患肢を上にした側臥位（両側性の場合は、まずどちらかの側を上にした側臥位で以下の①から⑫の手技を施し、次に反対側を上にした側臥位で同じ手技を施す）。

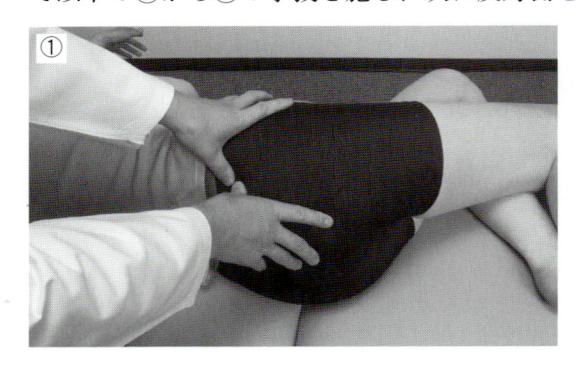

①術者は患側の腸骨稜を、両手の母指で押し揉む。続いて、両手の母指で仙骨を満遍なく押し揉み、最後に第3腰椎、第4腰椎、第5腰椎の順で腰椎を押し揉む。

②術者は患側の大腿側面にある環跳(図7-2)の周囲を、両手の母指で揉みほぐす。

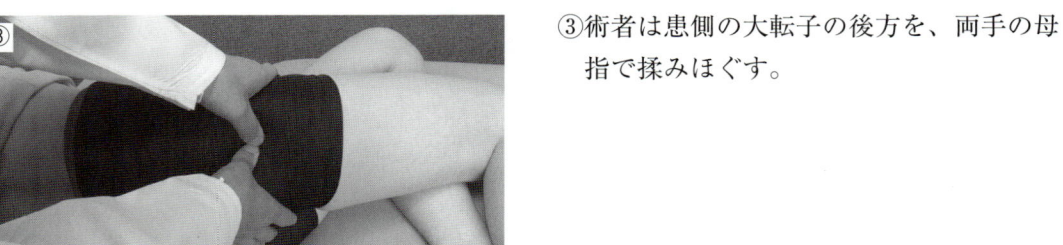

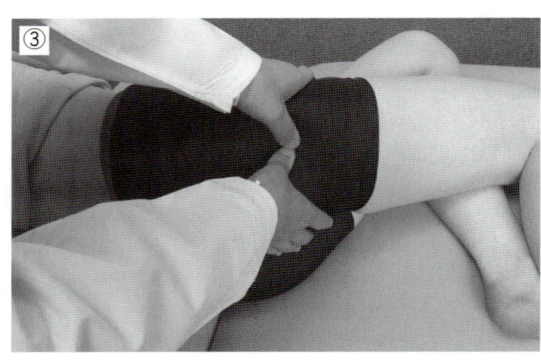

③術者は患側の大転子の後方を、両手の母指で揉みほぐす。

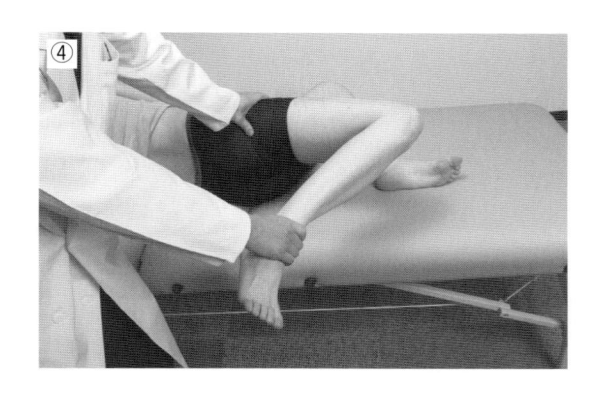

④術者は右手で患側の膝をつかんで、いったん大きく膝を持ち上げ（股関節を外転させ）、膝を約90度屈曲させる。この状態で、今度は右手で患者の足関節をつかんで、下肢を後方（術者の側）に引いて、他動的に股関節を伸展させると同時に、左手の母指で環跳（図7-2）を押圧する。後方に引いては、力を緩め、これを何度も繰り返しながら、経穴を押す。その際、患側の下肢と他側の下肢との間ができるだけ開いた状態、すなわち患側の股関節が大きく外転した状態にする。

　こうして、股関節の可動域を広げながら、股関節の血液の循環を改善する。

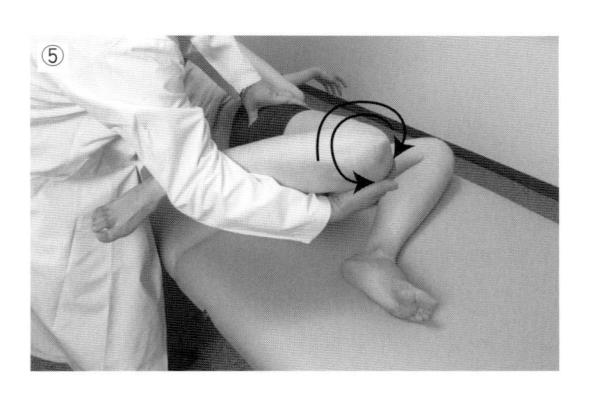

⑤股関節を外転、膝を屈曲した④の状態から、術者は右手で患側の前膝部を持って、ゆっくりと円を描いて他動的に膝を回し、股関節を回転させる。この動作を何度も繰り返す。

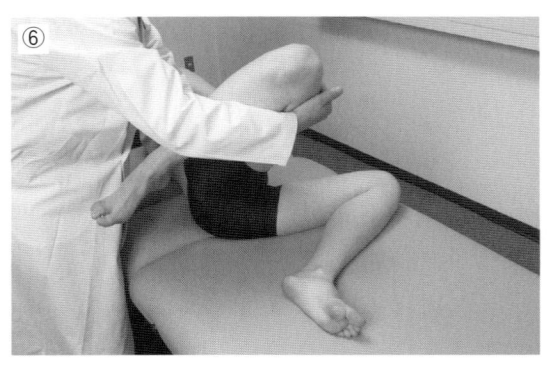

⑥術者は右手で患側の前膝部を持ったまま、大きく膝を持ち上げ、他動的に股関節を外転させ、続いて股関節を内転させる。この動作を繰り返しながら、左手で環跳（図7-2）を押圧する。

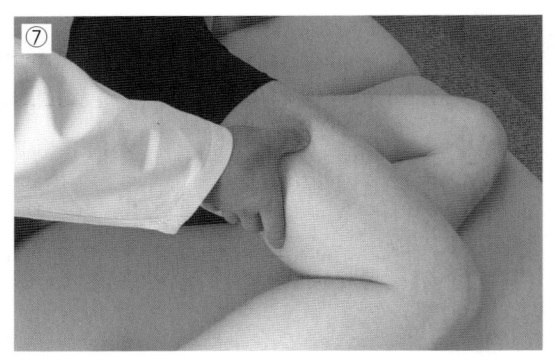

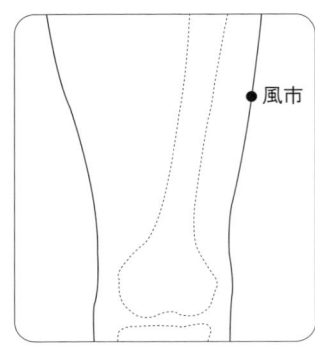

⑦術者は右手の母指を風市（図7-4）に当て、小さく円を描いて押し揉む。

図7-4　風市（大腿後面）

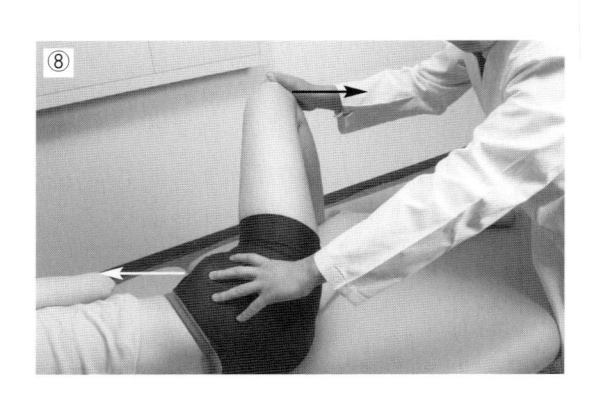

⑧術者は右手で患側の膝を持って少し持ち上げ（股関節を外転させ）た上で、患側の下腿を健側の膝の前方に出し、膝を屈曲させ、足底がベッド上に着いた状態にする。この状態で、左手を殿部に当て、右手で膝を後方（術者の側）に引くと同時に、左手で殿部を前方に押す。この動きを何度か繰り返した後、左手の母指で殿部の筋肉を揉みほぐす。

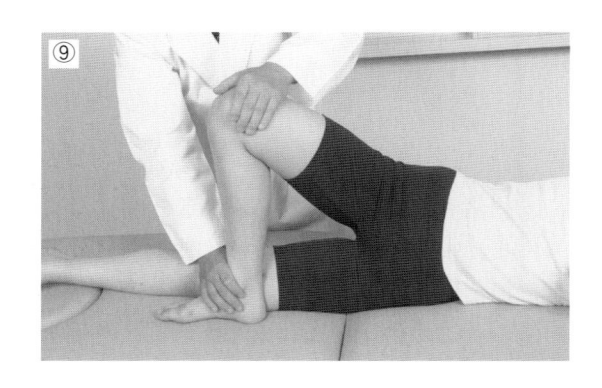

⑨膝を屈曲させ、足底がベッドの上に着いた状態のまま、術者は右手で患者の足首を持ち、左手を膝に当て、右手で足を押さえて固定するとともに、左手で膝を手前（術者の側）に引いて股関節を外旋させる。

7. 変形性股関節症

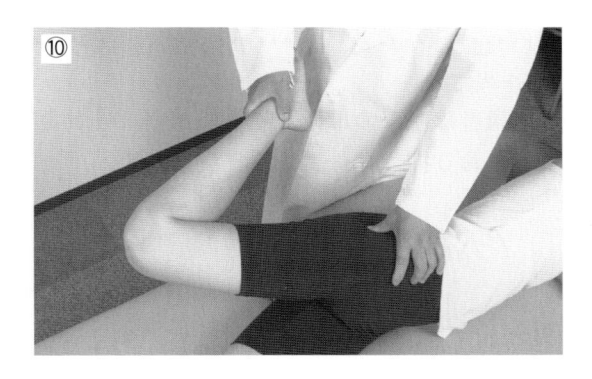

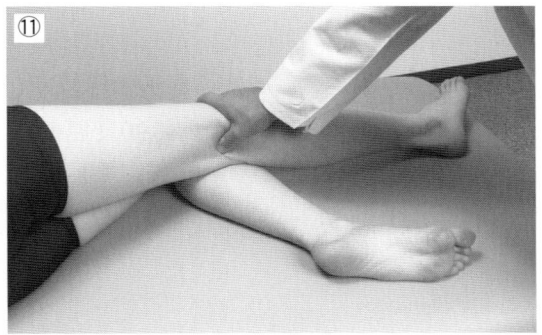

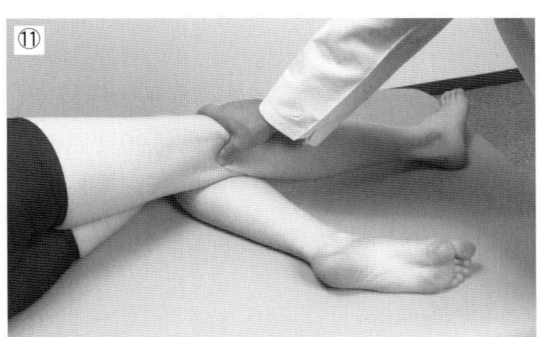

⑩術者は患側の大腿部を他側の大腿部に重ね、右手で患側の足関節をつかんで後方（術者の側）に引き、膝を最大限に屈曲させ、股関節を伸展させる。と同時に、左手の母指で環跳（図7-2）の周囲の筋肉を揉みほぐす。④では股関節を外転させ、両膝の間が開いた状態にしたが、⑩では股関節は外転させず、両膝の間は開かないようにする。

⑪術者はまず後方に引いていた患肢を元に戻し、患側の下肢をあまり屈曲させずに他側の下肢の上に重ねた上で、右手の母指で委中（図7-5）を押し揉む。

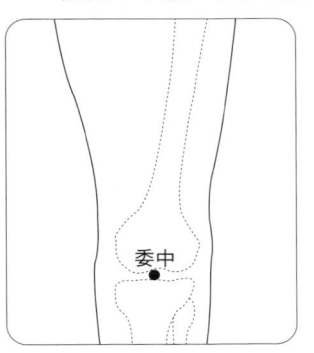

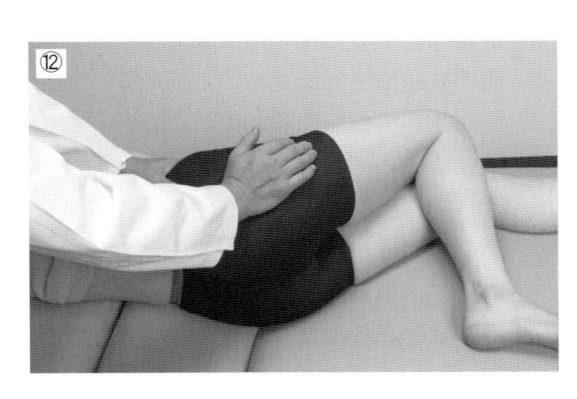

図7-5　委中　（大腿後面）

⑫術者は患者の健肢をやや伸展させ、患肢を約90度屈曲させた状態にして、右手を大転子の上に当て、手根部で大転子の周囲の筋肉を揉む。まず術者からみて前後に小刻みに手根部を動かして揉み、次に左右に小刻みに手根部を動かして刺激する。

●治療法2（マッサージ）

患者の姿勢：背臥位で、患側の膝の下にクッションを当てる。

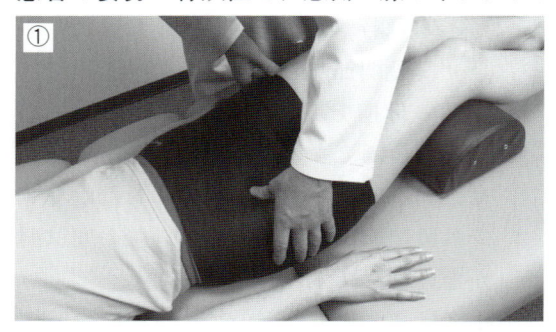

① 術者は左手の母指で患側の鼠径部をひととおり押し揉む。

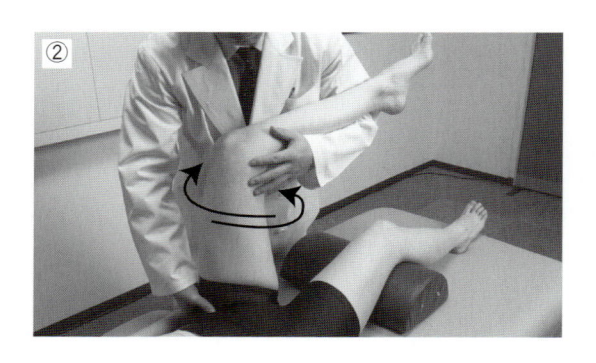

② 術者は左手を患側の膝の裏側に当て、大きく膝を持ち上げ（膝を約90度屈曲させ）、左手をゆっくり回して、股関節を回転させると同時に、右手で鼠径部を押圧する。

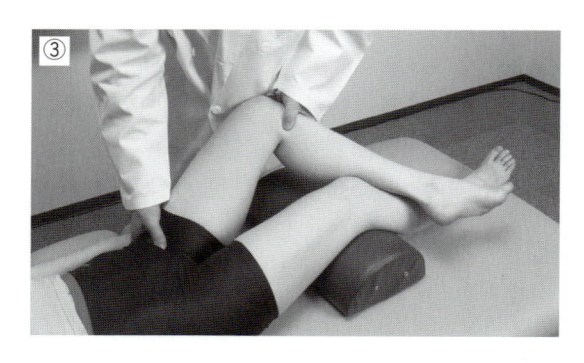

③ 術者は左手で患側の膝関節を持って、患側の股関節を外旋させると同時に、膝を屈曲させて他側の膝の上に置き、左右の下肢で4の字の形を作る。この状態をしばらく持続しながら、右手の母指で鼠径部を押し揉む。ただし、4の字の形に固執して、患者に無用な苦痛を与えないよう注意しなければならない。

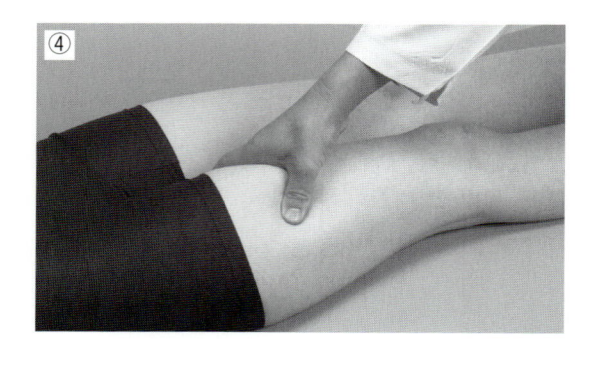

④ まず患側の膝を伸展させ、膝の下のクッションもはずして、通常の背臥位の状態にした上で、術者は主に右手の母指で大腿部の筋肉を揉みほぐす。

●治療法3(マッサージ)

患者の姿勢：腹臥位

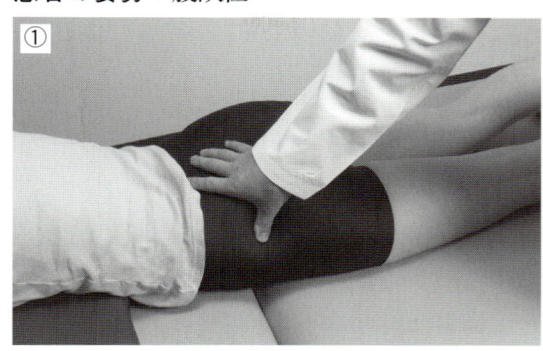

①術者は右手の母指で大殿筋を満遍なく揉みほぐす。

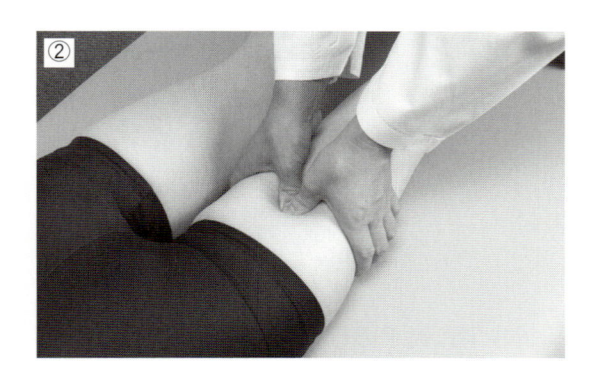

②術者は両手の母指を重ねて殷門（図7-6）に当て、押圧する。

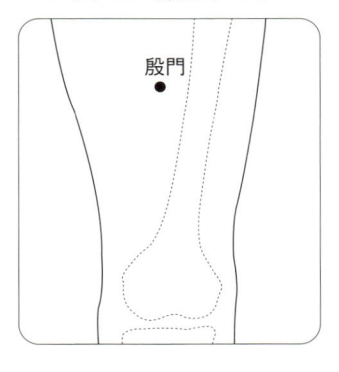

図7-6　殷門（大腿後面）

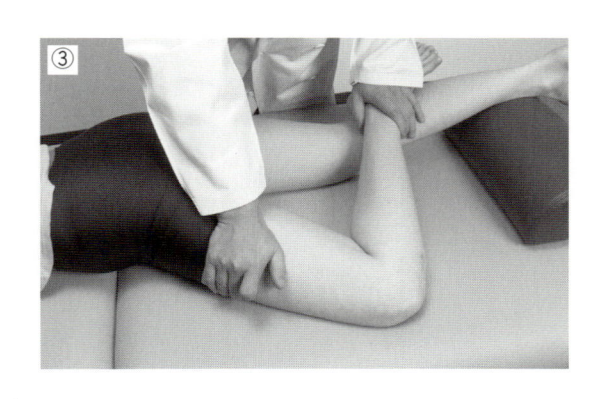

③まず患側の股関節を外旋させ、膝を屈曲させ、足を他側の後膝部に乗せた状態にして、右手で大転子の周囲の筋肉を押し揉む。
　続いて、術者は右手を患側の大腿外側の上部に当て、上から下へ大腿外側の筋肉を手根部で揉みほぐして、血液の循環を改善する。

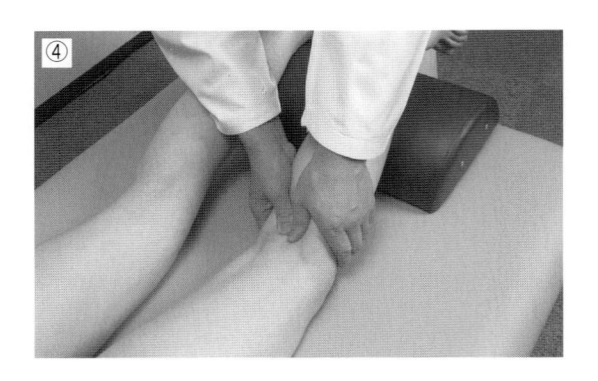

④まず股関節を外旋、膝を屈曲させた状態から通常の腹臥位に戻して、術者は両手の母指を患側の委中（図7-5）に当て、丁寧に押し揉む。

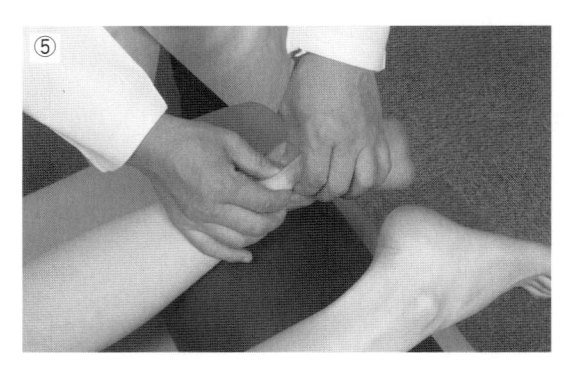

⑤術者は両手の母指を患側のアキレス腱の外側、残る八指を内側に当て、両手の手指でアキレス腱を挟んで揉みほぐす。

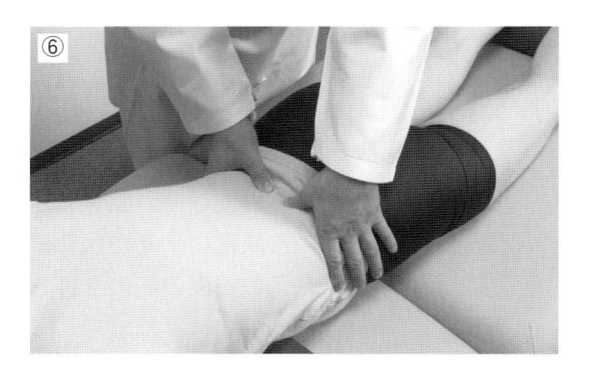

⑥術者は両手の母指を腰椎に当て、第3腰椎、第4腰椎、第5腰椎を押し揉み、続いて右手を患側の腰部に当て、手掌で腰部を満遍なく揉みほぐし、血液の循環を改善する。

8 股関節炎（単純性股関節炎）

治療のワンポイントアドバイス

股関節炎の治療では、整体（抵抗運動）が大変重要なポイントである。また、環跳、秩辺への鍼による治療も重要である。

主症状は股関節痛だが、大腿部痛や膝痛を訴えるケースもある。患肢が外転・外旋位をとり、屈曲位での内旋が制限される傾向にある。また、痛みによる逃避性跛行がみられ、伸展や外転もかなり制限される。坐位や歩行が困難になるケースもある。

腰椎椎間板ヘルニアや坐骨神経痛も股関節に痛みが出現するケースがあり、しかも制限される動きが類似している面もあるので、腰椎椎間板ヘルニアや坐骨神経痛との鑑別が重要である。また、腫瘍による坐骨神経痛との鑑別も重要である。3歳～10歳の幼児、及び学童期の子供に好発し、女子よりも男子に多い。単純性股関節炎は基本的に一過性だが、幼児の場合はペルテス病に進むケースも多いので、経過観察が必要である。

鑑別法

腰椎椎間板ヘルニアは膝が笑う、つまり膝がガクガクするケースが多いが、股関節炎の場合は膝が笑うことはほとんどない。また、腰椎椎間板ヘルニアの場合、鼠径部が重く、痛いが、股関節炎の場合は鼠径部に症状が生じるケースは少ない。

股関節炎も大腿部痛が出現するケースが多いが、坐骨神経痛が坐骨神経の走行に沿って痛みが生じるのに対して、股関節炎はそうではないので、鑑別は容易である。

また、腹部の腫瘍が原因で坐骨神経痛の症状が出て、股関節炎と区別がつきにくい場合もあるが、股関節炎は適切な治療を受ければ軽快するのに対して、腫瘍による坐骨神経痛は延々と長引く。つまり、腫瘍を摘出しない限り、完全には治らないのである。しかも、腫瘍による坐骨神経痛は、安静時から痛みがあり、痛みを感じる部位が

移動するが、股関節炎は痛みを感じる部位が移動するケースはほとんどない。

なお、股関節炎に対する治療法（マッサージ）は、変形性股関節症に対するマッサージを適用する。

治療のポイント

まず腰椎、仙骨へ鍼による治療を施す。経穴では、股関節痛に効果的な環跳（図8-2）、腰部と下肢の痛みに有効な秩辺（図8-3）を選穴する。また、単純性股関節炎の場合は、鍼による治療だけでなく整体（抵抗運動）による治療を多く取り入れる必要がある。特に、上後腸骨稜、仙骨、尾骨など局所への治療が有効である。

■治療法
【鍼による治療】

患者の姿勢：腹臥位

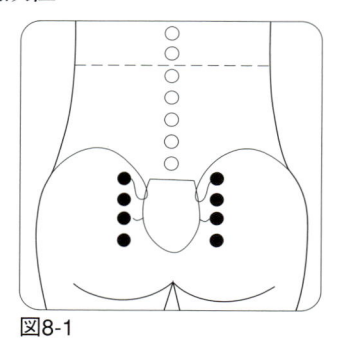

図8-1

①第1腰椎から第5腰椎まで、また図8-1のように仙骨の周囲に直刺する。
　深さ：2〜3cm
　置鍼時間：10〜20分

患者の姿勢：側臥位

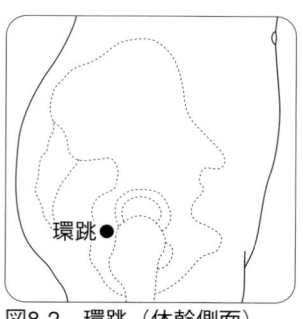

図8-2　環跳（体幹側面）

②環跳（図8-2）に直刺、または斜刺する。
　深さ：7〜8cm
　置鍼時間：12分

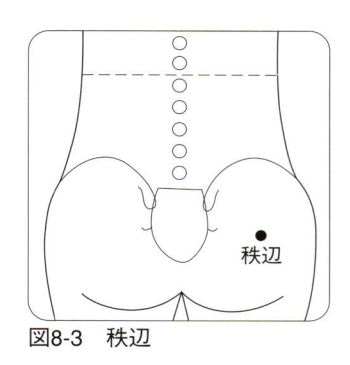

③秩辺（図8-3）に直刺する。
  深さ：5～10cm
  置鍼時間：10～20分

図8-3　秩辺

【患者へのアドバイス】

長時間の歩行は、症状を悪化させる可能性が高いので、できるだけ安静を保つよう指示する。もちろん、運動はたとえ軽度のものでも避けるようアドバイスする。

●症例

女性　76歳　主婦
身長：157cm　**体重**：69kg
血圧：145／90
初診年月日：X年5月
主訴：股関節痛、歩行困難
その他の症状：腰痛
現病歴：1、2年前から長時間歩くと、股関節に痛みを感じるようになった。次第に痛みがひどくなり、安静時にも痛みが出現するようになったので、整形外科で診察を受けたところ、変形性股関節症だと診断され、治療を受けたが、目覚ましい結果を得られず、夫に伴われて治療院を訪れた。
鑑別診断：治療院の中ではなんとか歩くことはできたが、逃避性の跛行が顕著であった。かなりの肥満体で、日々の生活動作について尋ねると、長年極端な運動不足な生活を送ってきたことが明らかになった。しびれを伴うことはなく、しかも歩行が困難な状態を考えれば、間違いなく変形性股関節症だと考えられた。
治療法：1日おきに環跳などへの鍼による治療、患部への灸による治療を施したところ、次第に股関節痛は軽減し、歩行が楽になり、腰の痛みは1ヵ月足らずで軽快した。3ヵ月後に、股関節の痛みも完全に消え失せ、完治した。
現在の状態：その後、股関節痛は再発していない。

9 変形性膝関節症

治療のワンポイントアドバイス

〔1〕関節液が溜まっている患者に対しては外膝眼、内膝眼、血海、陰陵泉、曲泉に置鍼する。置鍼時間：10〜15分
〔2〕関節液が溜まっていない患者に対しては外膝眼、内膝眼、委中に置鍼する。置鍼時間：10〜15分
〔3〕スポーツ外傷による膝痛の患者に対しては陽陵泉、委中、血海、足三里に置鍼する。置鍼時間：10〜15分

　変形性膝関節症は、軟骨の摩耗、骨棘の形成、関節の可動域制限などが起こる疾患で、軟骨の摩耗に代表される退行性変化と、骨棘の形成に代表される増殖性変化が特徴である。また、関節に関節液が溜まるケースもある。

　外傷など明らかな原因によって発症する二次性関節症と、明らかな原因は認められない一次性関節症に大別される。

　一次性関節症は発症のメカニズムが完全に解明されたわけではないが、通常、肥満と内反膝（O脚）の人がなりやすい。肥満は膝に余分な体重の負荷がかかるため、内反膝は関節軟骨の摩擦を促進するためではないかと考えられる。

　体重の負荷がかかる関節は、どの関節も大なり小なり変性しやすいが、特に膝は最も負荷がかかる関節なので、歳月の積み重ねの中で退行性の変化を起こしやすい。

　運動時痛が主体で、歩行の開始時、階段の上り下り、特に階段を下りる時、長時間に及ぶ歩行で膝に痛みが生じる（安静時痛はあまりない）。基本的に片側性だが、両側性のケースもある。

　年齢を問わず発症するが、老化変性をベースとして起こる疾患なので、患者は圧倒的に中高年が多い。特に男性より、中高年の女性の発症率が高い（女性の発症率は、男性の約4倍である）。高齢化社会の到来によって、変形性膝関節症は増加の一途をたどっている。

鑑別法

　患者の大半はいよいよ膝の内反変形がひどくなり、歩行時に膝を完全に伸展することができなくなる。変性の進行によって、膝の周囲の靱帯も癒着し、筋肉も硬直化して、いわば石膏で固めたようになるので、膝の完全伸展ができなくなるのである。また、膝の伸展が制限されるため、立位の時に膝をやや屈曲して立つようになる（ただし、稀に伸展ではなく、屈曲が制限されるケース、完全伸展と完全屈曲の両方が困難になるケースもある）。

　また、膝の痛みにより歩行が不自由になると、運動量が減って、消費カロリーが減少するので、いよいよ肥満になり、水分代謝も悪くなるため、膝や足首の周囲がむくむ傾向がある。

　変形性股関節症、脊柱管狭窄症、腰椎椎間板ヘルニア、脊椎分離症、脊椎分離すべり症などでも膝痛が出る場合もある。だが、これらの疾患では膝痛だけでなく、腰痛、腰背部痛、大腿部の痛みなどを伴い、しかもそれらの痛みが主症状となるので、鑑別はわりに容易である。

　内科の検査でよく行われる膝蓋腱反射で分かるように、膝関節と中枢神経（脊髄）は関係が深い。従って、膝蓋腱反射で脊髄から出た運動神経の状態を見極めた上で、的確な診断を下すべきである。

　なお、膝の半月板損傷、前十字靱帯や後十字靱帯の損傷などスポーツ外傷によっても膝痛になるので、その点を問診によって確かめ、原因を明確にした上で治療にとりかかる必要がある。

治療のポイント

　変形性膝関節症の患者は、まず膝の痛みを軽減する必要があるので、特に膝痛に効果的な外膝眼、内膝眼（図9-1）に鍼による治療を施す。また、陰陵泉、足三里（図9-1）、委中（図9-2）も、膝痛に効果的な経穴である。外傷を除く膝の障害は、後膝部に重点的に治療を施す。

　高齢者は歩行障害に陥ると、いよいよ肥満になり、膝痛が悪化すると同時に、消化器系の内臓、器官にも悪影響を及ぼすので、曲泉、陽陵泉、足三里（図9-1）など消化器系の内臓につながる経穴へ鍼による治療を試みる。

　脊柱管狭窄症、脊椎分離症など脊柱の障害を抱える患者に対しては、まず脊柱の周囲の血液の循環、気の循環をよくして、症状を改善することを優先しなければならない。一方、腰椎椎間板ヘルニアの患者には、鍼による治療だけでなく、牽引などの療法も利用する必要がある。脊椎分離すべり症の患者には、周囲の筋肉を強化する運動療法を併用する（牽引は避けるべきである）。

　関節内に関節液が溜まっている場合は、灸による治療を施す。ただし、変形性膝関節症の患者、特に関節に関節液が溜まっている患者は糖尿病を患っている人が多いので、灸による治療、特に直接灸はできるだけ避けるべきである。治療に灸を用いる場合は、温灸を施す。

第 2 章

末梢神経疾患

⑩ 顔面神経麻痺
（ベル麻痺＆ウイルス性麻痺）

治療のワンポイントアドバイス

翳風、頬車、地倉、巨髎に、重点的に鍼による治療を施す。置鍼時間：18分。また、頬車、地倉、巨髎に灸による治療を施す。3～5壮、弱刺激。

　顔面神経は顔面筋に分布し、主に表情筋を動かし、顔の表情を作る運動神経である。顔面神経麻痺は、さまざまな原因により、この神経の伝導が途絶え、麻痺が発症したもので、末梢性の麻痺と中枢性の麻痺に大別される。

　顔面神経麻痺の多くは、血行不全によって顔面神経管内に浮腫が生じ、圧迫を受けて神経が伝導障害を起こし、顔面の表情筋も麻痺する末梢性麻痺（ベル麻痺）である。また、帯状疱疹ウイルスなどウイルスの感染によって炎症を引き起こし、顔面神経が麻痺したウイルス性のものもある。

　末梢性麻痺は基本的に片側性で、顔面の片側だけが麻痺する。顔の片側の表情筋はすべて麻痺するので、患側の目を完全に閉じることができず、顔を洗う時に目に石鹸水が入るなど日常生活動作に支障をきたす。また、患側の口の動きが不自由になるため、お茶や水を口に含むと患側の唇の端からこぼれたり、食事中に食物が唇の端からこぼれるケースもある。しかも、患側の前頭部だけ皺がなくなり、患側の眉は上がらなくなる。

　一方、脳出血や脳腫瘍など脳血管性の疾患による顔面神経麻痺も、ベル麻痺に症状が酷似しているが、前頭部には麻痺が及ばない。

　また、顔面神経の走行上の腫瘍によって顔面神経が麻痺するケース、中耳炎など耳の疾患、目や鼻などの疾患によって、類似した症状が生じるケースもある。頭部、顔面部の外傷による麻痺もある。血管が狭くなり、血流が滞ることで、顔面の麻痺が起こることもある。この場合は、血栓が原因ではないかと考えられる。

鑑別法

　脳の腫瘍による中枢性の麻痺は、顔面の麻痺だけでなく、顔面の痙攣を伴うケースが多い。一方、ベル麻痺やウイルス性麻痺の場合は、麻痺した状態で静止して仮面のようになり、顔面の痙攣は伴わない。

　しかし、中枢性の麻痺と末梢性の麻痺を鑑別するだけでは、不十分な面がある。耳の疾患、目や鼻などの疾患によって、顔面麻痺が生じるケースも多いからである。麻痺に先立って、耳鳴り、耳痛、聴覚の異常を感じるケースもあるので、問診の際に確かめる必要がある。また、扁桃炎、慢性副鼻腔炎など、喉や鼻の疾患によっても、顔面の麻痺が起こる場合もあるので、麻痺の発症に先立って扁桃が腫れたりしなかったか、慢性副鼻腔炎ではないかなども確認しなければならない。誤った診断を下さないよう、神経系だけでなく、さまざまな角度から原因を探ることが必要である。

治療のポイント

　顔面神経麻痺は顔面に症状があらわれる疾患であるが、顔面に点在する経穴への刺激だけで事足りると思ってはならない。下肢の経穴、胆嚢点、陰陵泉、陽陵泉、三陰交（図10-1）などにも施術し、経絡における気の流れを改善することも大切である。身体全体のシステムを考え、局部から全体へ、全体から局部へとイメージして、相互の関連に留意しながら、ポイントを絞っていくことが重要なのである。

　また、胃経、胆経など、顔の側面を走行している消化器系の経穴を刺激して、消化機能を改善し、栄養の供給をスムーズにすることで、筋肉の働きをよくすることも、末梢神経の回復につながる。

　顔面にある経穴では、頬車、四白、翳風、廉泉、地倉、角孫、太陽、迎香（図10-2）、睛明、印堂（図10-3）などに施術する。なかでも、翳風は顔面神経の通り道に当たるので、特に重要である。頬車も咀嚼筋の上に位置するので、重要な経穴である。咀嚼

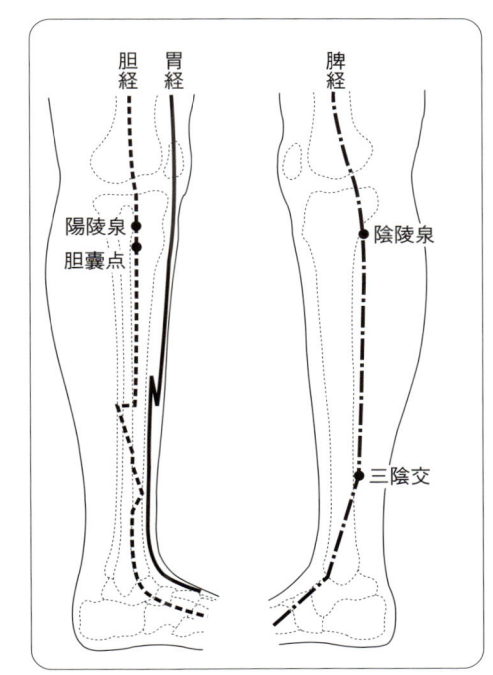

図10-1　胆嚢点、陰陵泉、陽陵泉、三陰交
　　　　（下腿外側・内側）

する機能が低下すると、消化不良になり、栄養の補給が妨げられ、症状の回復が遅れるからである。廉泉（図10-2）は舌の動きを改善する。顔面神経は協調して働いているので、舌の動きをよくすることで、顔面全体の気の流れを調節することができる。また、顔面以外の経穴では、陰陽のバランスを調節する上で、内関（図10-4）と外関（図10-5）が重要なポイントになる。日々の経過を見ながら、内関に施術するか、外関に施術するかを判断する必要がある。

また、鍼の効果を高めるために、マッサージを併用すべきである。翳風、頬車（図10-2）に重点的にマッサージを施し、顔面全体の血流を改善する。

灸の併用も、効果的である。灸は免疫力を高め、炎症を抑える効果があるので、顔面神経麻痺の治療においては、最も重要な療法のひとつである。特に、中耳炎、鼻炎など、炎症を伴う症状には大きな効果が期待できる 鍼、マッサージの施術の後に、患者の症状によって、施灸をする。

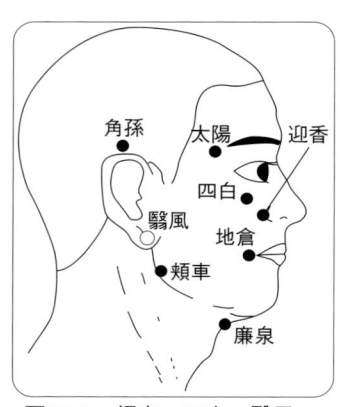

図10-2　頬車、四白、翳風、廉泉、地倉、角孫、太陽、迎香

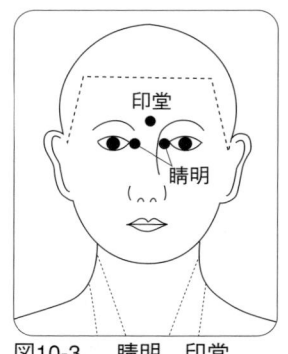

図10-3　睛明、印堂

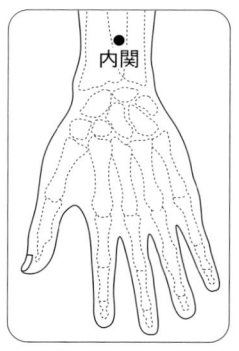

図10-4　内関（手掌）

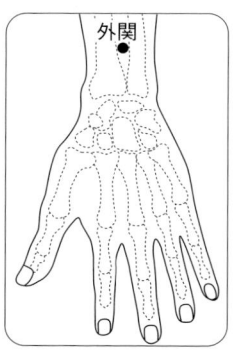

図10-5　外関（手背）

10. 顔面神経麻痺（ベル麻痺＆ウイルス性麻痺）　61

●治療法
【鍼による治療】

患者の姿勢：側臥位

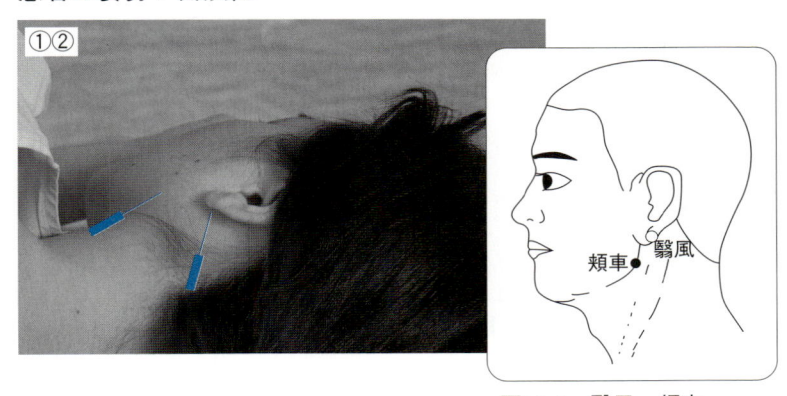

図10-6　翳風、頬車

①翳風（図10-6）―外耳道と平行の角度で刺鍼する。
深さ：2～3cm
置鍼時間：18分

②頬車（図10-6）―目の内角に向かって斜刺する。
深さ：1～1.5cm
置鍼時間：15分

患者の姿勢：背臥位

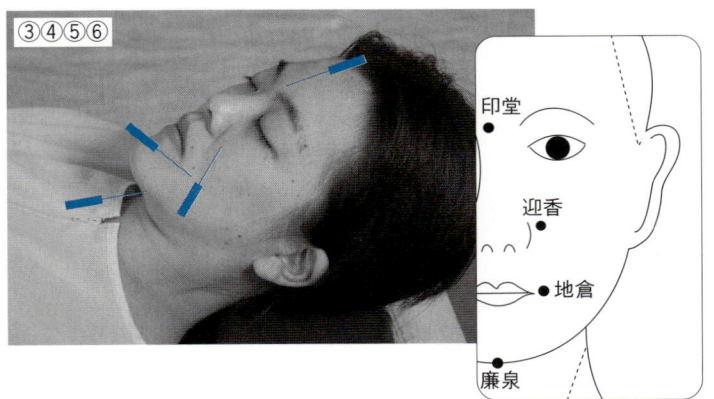

図10-7　迎香、廉泉、印堂、地倉

③迎香（図10-7）―目の内側に向かって直刺する。
深さ：0.5～0.7cm
置鍼時間：7～15分

④廉泉（図10-7）―直刺する。
深さ：1～1.5cm
置鍼時間：7～15分

⑤印堂（図10-7）―鼻根に向かって水平刺する。
深さ：1cm
置鍼時間：7～15分

⑥地倉（図10-7）―こめかみに向かって斜刺する。
深さ：1～1.5cm
置鍼時間：15分

患者の姿勢：側臥位

⑦巨髎（図10-8）—こめかみに向かって斜刺する。
深さ：1～1.5cm
置鍼時間：15分

⑧太陽（図10-8）—顎の方向に向かって上方から水平刺する。
深さ：1.5cm
置鍼時間：7～15分
同時に打つのは、上記の経穴のうち3点。ポイントを絞って施術する。

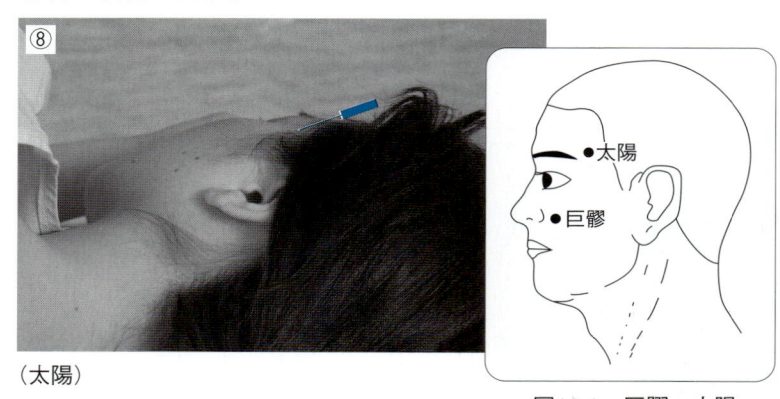

図10-8　巨髎、太陽

【マッサージ】

患者の姿勢：背臥位

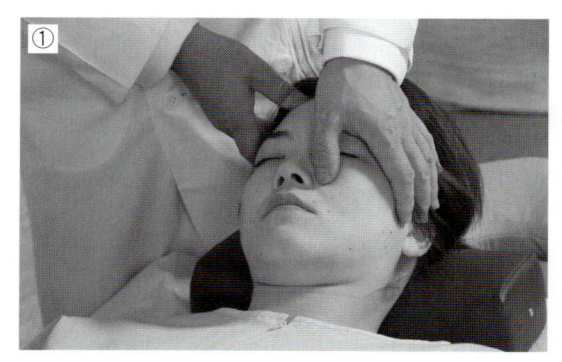

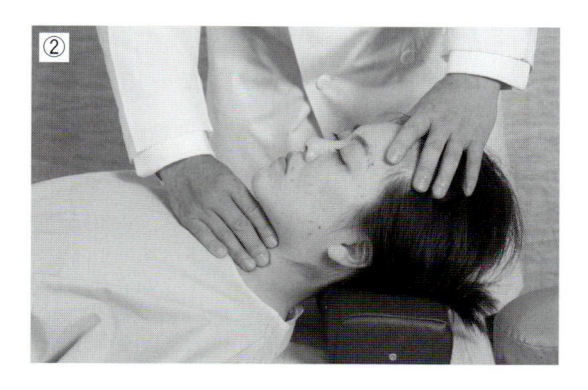

①耳たぶの上から翳風（図10-9）を指で押して刺激する。四白、廉泉（図10-9）なども、同じ要領で施術する。擦らないように注意する必要がある。

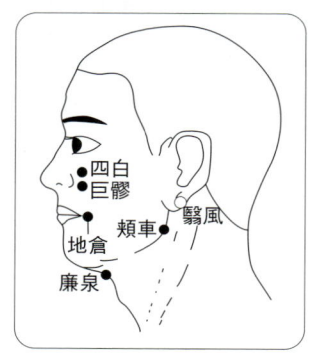

図10-9　翳風、四白、廉泉、地倉、頬車、巨髎

②咽頭の周囲をマッサージする。強い力でやらないように注意する。

【灸による治療】

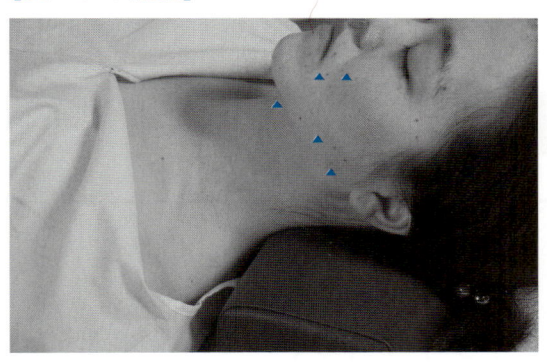

施灸する主要な部位は、頚部の阿是穴である。その他、地倉、頬車、巨髎（図10-9）などの経穴にも施術する。

頚部—胸鎖乳突筋の周囲に、3～5壮。
顔面—地倉、頬車、巨髎に、3～5壮。

灸は3日間連続して施術した上で、1～2日間隔を開け、さらに2～3回施術する。あるいは患者があまり熱く感じない程度の火力で、部位を変えて毎日行う。

●症例

女性　43歳　主婦
身長：160cm　**体重**：49kg
血圧：119／73
初診年月日：X年6月
主訴：顔面の麻痺
その他の症状：顔面の冷却感
現病歴：朝、起きると、顔面が麻痺していた。そして、麻痺に冷却感が伴っていた。発症して間もなく、その日のうちに治療院を訪れた。
鑑別診断：麻痺は片側性で、顔の右側に麻痺があり、右目を閉じることができず、まさに仮面のような顔になっていた。また、麻痺はあったが、痙攣はまったくなかったので、中枢系の麻痺だとは考えられなかった。問診の結果、顔面の麻痺が発症する以前に、耳鳴り、聴覚の異常を感じることはなかったというので、耳の疾患による顔面麻痺の可能性も考えられなかった。
治療法：最初の1週間は毎日、主に翳風、頬車、地倉、巨髎に鍼。頬車、地倉、巨髎に灸。翳風、頬車へのマッサージを併用した治療を施し、以後1日おきに同様の治療を施した結果、3回目の治療で症状はかなり軽快。麻痺が少し緩んで、口の周囲や目の周囲に感覚が戻ってきた。そして、1カ月後に完治した。急性期に来院して、早く適切な処置がとれたため、完治するまでの時間が短かったのである。

11 三叉神経痛

治療のワンポイントアドバイス

三叉神経は最も太い脳神経で、非常に支配領域も広い。このことをよく理解して、施術する必要がある。

　三叉神経は顔面神経と混同され、三叉神経痛が「顔面神経痛」と誤って呼ばれることもある。確かにどちらも知覚神経と運動神経を含むが、顔面神経は主に運動神経で、三叉神経は主に知覚神経である。また、顔面神経麻痺は顔面の運動麻痺は起こすが、痛みを生じることはない。一方、三叉神経痛は痛みが生じるが、麻痺を生じることはない。

　三叉神経は最も太い脳神経で、眼神経、上顎神経、下顎神経の3枝に分かれるが、3枝の支配領域は、後頭部を除く顔面の大半を占めている。

　この三叉神経が分布する顔面の一部に痛みが生じるのが三叉神経痛で、顔面のかなり広い範囲に痛みを引き起こす。特に、頬から顎の周囲に痛みが生じるケースが多い。剃刀で切られるような、針で刺されるような激痛が発症し、この症状が数秒間、または数十秒間持続し、やがて痛みは消失する（あるいは、瞬間的な痛みが連続して起こる）。冷たい風に当たるか、顔に触れる、口を開ける、歯を磨くなどの軽い刺激に誘発されて、激痛の発作が起こる。季節の変わり目に発症するケースが多い。

　頭部の腫瘍、動脈による神経の圧迫、神経の炎症、副鼻腔炎、耳の内部の炎症、ウイルス性の疾患などが原因となって、三叉神経痛を引き起こすケースもある。末梢神経のホルモンや痛みを抑える脳内ホルモンのバランスが崩れている可能性も考えられる。

　男性よりも女性に多く、特に40代、50代の女性の発症率が高い（ただし、近年は減少傾向にあるように見受けられる）。

鑑別法

　三叉神経痛は頬から顎の周囲にかけて、鋭利な刃物で切り裂かれるような痛み、または針を突き刺されたような痛みが生じるため、他の疾患との鑑別は難しくないが、目、耳、鼻の疾患が原因となっている可能性もあるので、その点を考慮して、問診で必ず確かめる必要がある。

　また、三叉神経痛は前兆として、乳様突起付近の違和感や三叉神経の3枝のどれかに触れられているかのような知覚過敏症状が起こることもある。これらの症状は顔面神経麻痺、副鼻腔の炎症、リウマチ、痛風などでも生じることがあるので、見極めが大切である。

　いずれにせよ顔面の神経全体のバランスを考えて、さまざまな方向から原因を探ることが必要である。

　また、激痛によって患者はかなりの苦痛を味わっているので、迅速な診断と治療が患者の精神的な負荷を軽減させ、患者に安心感を与える。迅速で的確な診断は、効果的な治療と同時に、患者への精神的なケアを行うことができる。このことがさらに治療の効果を高め、回復を早めることにつながる。

治療のポイント

　中枢神経と脳内ホルモンを変化させることを目的に、中枢神経に近い経穴や経絡に施術する。これが痛みを抑える上で、最良の選択である。そのため、主要穴としては耳門、顴髎、太陽（図11-1）などを選び、施術する。また、乳様突起の周囲の阿是穴にも施術する。補助穴は風池、天柱、頬車、四白、迎香、翳風（図11-1）などである。

　顔面の経穴だけでなく、身体全体のバランスをとるよう考慮して、上肢と下肢の経穴にも施術する。上肢では合谷、外関（図11-2）、内関（図11-3）など、下肢では陰陵泉、陽陵泉、足三里、三陰交（図11-4）などを選穴する。

　痛みのひどい部位に強い刺激を与えると、身体が硬直してよい治療効果が得られないので、顔面に対しては弱刺激を心掛けることが大切である。灸による治療も併用する。

●治療法

【鍼による治療】

すべて浅刺で行う。弱刺激で施術することで、痛みを抑える能力、体力の向上を図る。

患者の姿勢：患者の症状に応じて選択する。

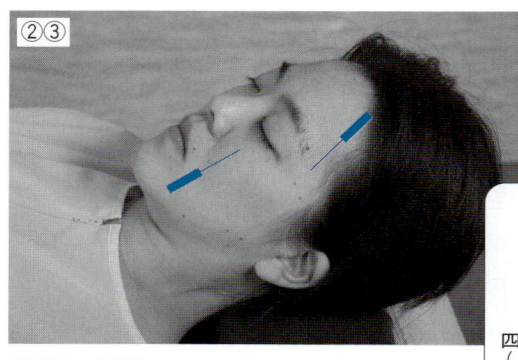

②③
（顴髎、太陽）

図11-1 耳門、顴髎、太陽、風池、天柱、頰車、四白、迎香、翳風

⑤
（風池、天柱、頰車、翳風）

主要穴―耳門、顴髎、太陽（図11-1）、乳様突起の周囲の阿是穴を選穴する。

① 耳門（図11-1）―口を開けさせて、直刺（顔面神経麻痺や中耳炎の時は深刺するが、この場合は深刺しない）
　深さ：1～2.5cm　置鍼時間：7～15分

② 顴髎（図11-1）―三叉神経節に向かって斜刺する。
　深さ：1～2cm
　置鍼時間：7～15分

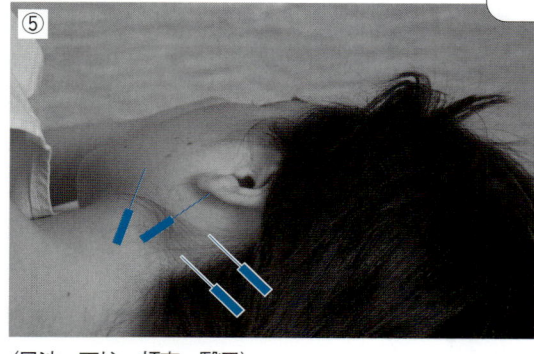

③ 太陽（図11-1）―直刺。
　深さ：1.5cm
　置鍼時間：7～15分

④ 乳様突起の周囲―直刺。
　深さ：0.5cm
　置鍼時間：7～15分

⑤ 補助穴―風池、天柱、頰車、四白、迎香、翳風（図11-1）には斜刺する。
　深さ：0.5～1cm
　置鍼時間：7～15分

11．三叉神経痛

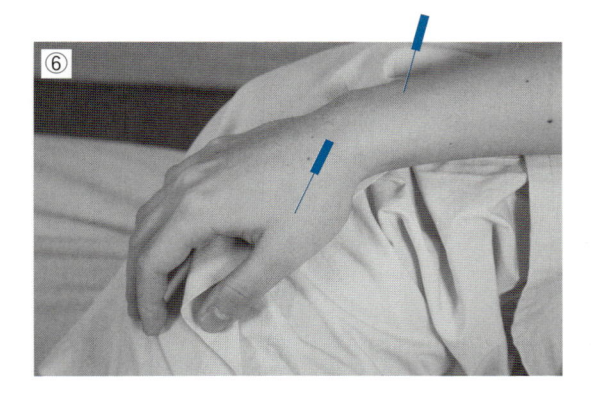

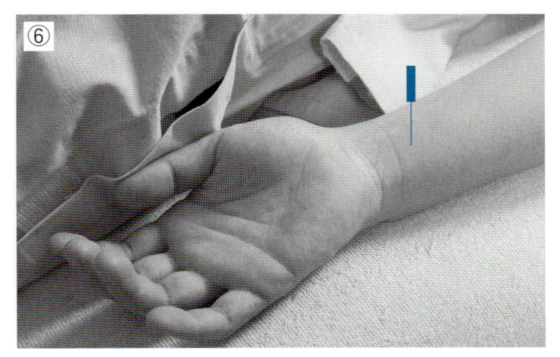

⑥上肢の補助穴―合谷、外関（図11-2）、内関（図11-3）に直刺、または斜刺する。

深さ：1～2.5cm

置鍼時間：7～15分

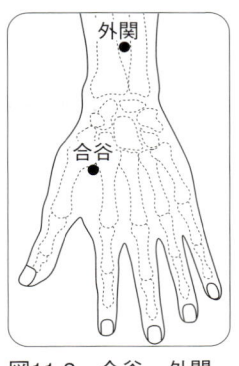

図11-2　合谷、外関（手背）

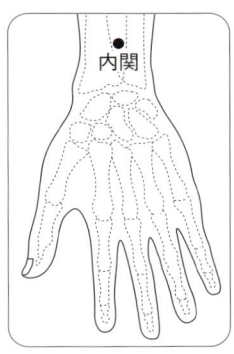

図11-3　内関（手掌）

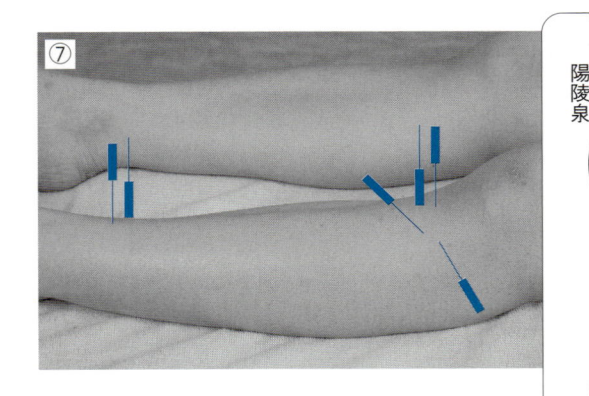

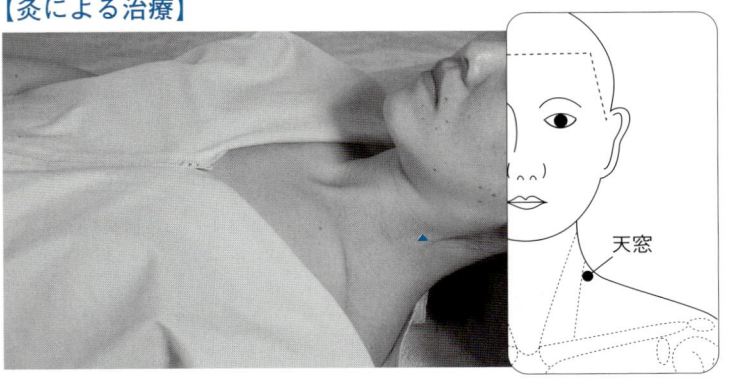

⑦下肢の補助穴―左右の陰陵泉、陽陵泉、足三里、三陰交（図11-4）に直刺、または斜刺する。

深さ：1～2.5cm

置鍼時間：7～15分

図11-4　陰陵泉、陽陵泉、足三里、三陰交（下腿前面）

【灸による治療】

灸は1～2日おきに施術する。その後、症状が軽減するに従って、徐々に灸の量を増やしていく。

乳様突起の周囲の阿是穴、天窓（図11-5）、胆嚢点（図11-6）に、米粒大で3壮、弱刺激。

図11-5　天窓（頚部前面）

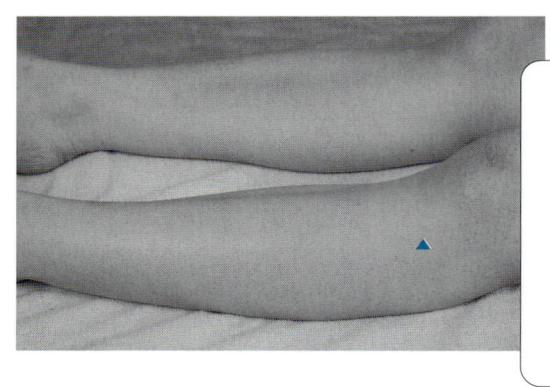

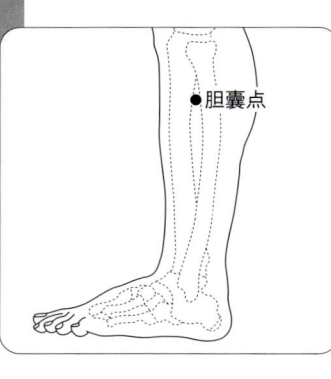

図11-6　胆嚢点
（下腿外側）

【生活指導】

　冷たい風に当たることが誘因になる場合もあるので、風に当たらないよう、身体を冷やさないよう、患者へアドバイスする。刺激物を食べると、口内の粘膜を刺激して、神経が興奮するため、症状が悪化するケースもあるので、刺激物を食べないよう指導する。ビタミンB、Cの摂取をすすめる。また、痛みによって睡眠不足になりがちだが、睡眠不足は神経痛を発症させやすいので、できるだけ睡眠をとるようにアドバイスする。

●症例

女性　34歳　会社員
身長：163cm　**体重**：48kg
血圧：115／75
初診年月日：X年4月
主訴：顔面の痛み
現病歴：風邪を引き、やがて耳の周囲に痛みを感じるようになった。2、3日放置しているうちに、急激に顔面のかなり広い範囲に痛みが広がったので、治療院を訪れた。
鑑別診断：顔面の痛みは広範囲に及び、ほぼ顔面神経の分布している領域に広がっていた。顔面の運動麻痺はなく、症状は顔面の痛みに限定されていたので、三叉神経痛だと診断を下した。
治療法：耳の周囲から痛みが発生し、その後も痛みの中心が耳の周囲だったため、翳風、耳門、顴髎、太陽など、耳の周囲の経穴に対する鍼による治療、さらに、乳様突起の周囲の阿是穴、風池、天柱、頬車、四白、迎香などへの鍼による治療、さらに1日おきに灸を施す治療も併用した。これらの治療を、最初の週は毎日、2週目からは1日おきに施したところ、1週間でかなり痛みは和らぎ、約1カ月半で完治した。まだ急性期のうちに来院したので、早めに的確な治療を行うことができたからである。
現在の状態：その後、顔面の痛みに悩まされることはなくなったという。

12 肋間神経痛

治療のワンポイントアドバイス

患者が痛みを感じる部位と、肋間神経が脊柱から出る部位に、重点的に鍼と灸による治療を施す。ヘルペスを併発した場合も、水疱の周囲に鍼と灸による治療を施す。

　肋骨は12対の胸椎に対応して左右に12本あり、背部で胸椎の突起と関節を作り、弓なりに曲がって、胸部の中央で胸骨と関節を作り、胸郭を形成する。肋間神経は、各肋骨の下縁に沿って肋間の間を走行し、胸郭の筋、腹壁の筋を支配し、胸腹部の前面と側面の皮膚に分布する。この肋間神経の走行に沿って激痛が生じる疾患が、肋間神経痛である。

　肋間神経痛は原因不明な突発性の肋間神経痛と、脊椎の疾患によるものなど原因が明らかな続発性の肋間神経痛に大別される。

　続発性の肋間神経痛の中で特に多いのが、帯状疱疹ウイルスの感染による帯状疱疹が原因となって起こるものである（帯状疱疹は局部に多数の水疱ができて、神経痛に類似した痛みや肩こりなどの症状を引き起こす）。

　その他、肋間神経痛には、疲労が原因で起こるもの、風邪が原因で起こるもの、打撲による内出血、圧迫骨折、筋肉の炎症などによって起こるものもあるが、これらの原因で発症するケースは稀である。また、ホルモンの分泌のバランスが悪くなることで、肋間に痛みが生じることもある。副腎髄質からアドレナリン、ノルアドレナリンが分泌されているが、このホルモンのバランスが崩れて、痛みが生じるのである。原因は分からないが、胸部など肋間神経の分布する領域に、一過性の痛みが生じるケースもある。狭心症も肋間神経痛と類似した症状を示すことがある。

鑑別法

まず肋間神経痛なのか、一過性の肋骨周辺の痛みなのかを鑑別しなければならない。肋間神経痛と一過性の痛みを識別するには、以下の4点を確認する必要がある。
〔1〕肋間神経痛の好発部位は、第5肋骨から第9肋骨なので、症状が好発部位に生じているかどうかを確認する。また、肋間神経痛は片側性なので、この点も確かめる必要がある。
〔2〕肋間神経痛は、筋肉がよじれるような、胸が締めつけられるような激痛が走る。特に、女性の場合は乳頭の周囲などに激痛が走るので、このような痛みであるかどうかを確認する必要がある。
〔3〕肋間神経痛は、痛みを感じる部位に軽く触ると痛みが増悪するが、その部位を指圧すると、かえって痛みが軽減するので触診によって確認する。
〔4〕肋間神経痛の患者は振動に対して敏感なので、軽く叩いても響いて痛く感じる。

また、肋間神経痛と狭心症との鑑別も重要である。肋間神経痛は呼吸や咳に伴って激痛が起こるので、呼吸時や咳をした時に痛みが生じているかを確認する必要がある。
肋間神経はすべての肋骨の下縁を走行しているが、肋間神経の分布する全領域にまたがって症状が出ることはないので、まず部位を特定する必要がある。部位を特定しなければ、治療効果は上がらないのである。

治療のポイント

側臥位で、痛む側を上にして、脊柱から肋間神経の起部、肋間神経の経路の中間、肋間神経の経路の末梢に近い部位（背部の側面）に施術する。鍼だけでなく、これらの部位に施灸すると、さらに効果的である。また、経穴は督脈、背部の膀胱経、胆経を中心に施術する。

局部の痛みは、強刺激を与えることで鎮痛させる。補法と瀉法を用いる。内臓に起因する症状、鈍痛には補法、突発性で局所的な痛み、激しい痛みに対しては瀉法で痛みを抑える。また、肋間神経痛には、灸が極めて効果的である。

●治療法

患者の姿勢：患者が痛みを感じる部位を上にした姿勢を選ぶ。

【鍼による治療】

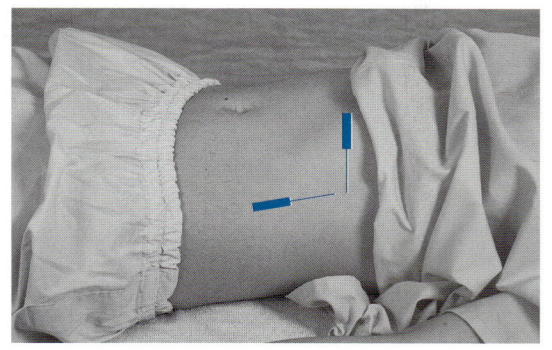

阿是穴に斜刺する。深さに注意。

患者が痛みを感じる部位、肋間神経が脊柱から出る部位に直刺する。

置鍼時間：5～10分

（例）

【灸による治療】

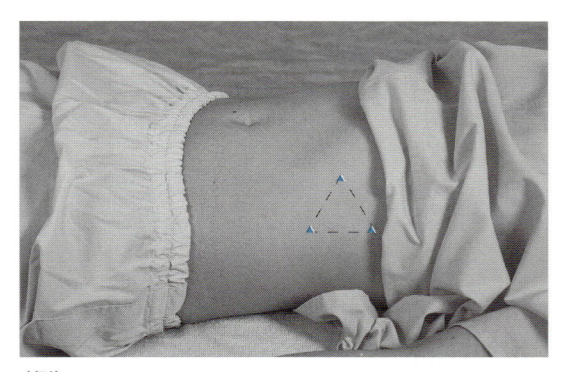

患部（患者が痛みを感じる部位、肋間神経が脊柱から出る部位）に、三角形を描いて3点に灸を施す。5～10壮、弱刺激。

（例）

●症例

女性 59歳 主婦
身長：161cm **体重**：53kg
血圧：120／75
初診年月日：X年10月
主訴：胸部の痛み
現病歴：胸部の右側に締めつけられるような痛みが発生し、翌日になっても同じ症状が続いたので、治療院を訪れた。
鑑別診断：触診の結果、発痛部位は、第5肋骨と第10肋骨の間であった。また、この部位に触ると、痛みが強くなり、指圧すると痛みが軽くなった。しかも、片側性なので、一過性の胸痛ではないことは明らかであった。呼吸に伴って痛みが生じている点から考えても、間違いなく肋間神経痛だと思われた。
治療法：最初の1週間は毎日、その後は2日おきに、発痛部位と肋間神経が脊柱から出る部位に鍼と灸による治療を施したところ、3回目から痛みが軽減され、約1カ月半で完治した。ヘルペスによって肋間神経痛になったケースは長引く傾向が強いが、そうではなかったので完治するまでの時間が短かったのである。
現在の状態：治療によって完治した後、同様の症状は出現していない。

13 ヘルペス

治療のワンポイントアドバイス

灸による治療が目覚ましい効果を発揮する疾患だが、ポイントは水疱を包囲するように、水疱の周囲の3点に施灸することである。鍼による治療も、同じく水疱を囲い込むように施鍼する。

鑑別法

ヘルペスウイルスの感染による疱疹には、帯状疱疹と単純性疱疹の2種類がある。どちらも局部に水疱が群がるように生じる点は同じだが、帯状疱疹が広範囲に（神経の分布する領域に）神経痛と同様の激痛が生じるのに対して、単純性疱疹は痒みと痛みを伴う水疱ができる。

どちらも風邪を引いた時や疲労、ストレスが蓄積され、免疫力が低下した時に発症しやすい。また、ビタミンの不足、とりわけビタミンB_1、B_{12}などの不足が影響する場合もある。

単純性疱疹は身体のどの部位にも発症し、特に口唇や口内、目の周囲、胸部や背部、外陰部など中枢に近い皮膚の柔らかい部位、皮膚の弱い部位に発症する。また、毒性の強いヘルペスの場合、皮膚組織が破壊され、後遺症としてクモ様の模様が残るケースもある。

中高年の場合、糖尿病患者に多く見られる疾患である。

治療のポイント

肋間神経痛もヘルペスも、共に灸が有効だが、特にヘルペスが原因のものには、灸が最も効果的である。通常、2～3日で目覚ましい結果が出る。なかでも、目の周辺に水疱が出るものは失明の危険もあり、一般的に治療が難しいといわれているが、灸

による治療は極めて効果的である。
　ただし、糖尿病患者には灸は適さない。また、鍼灸の施術でかえって痛みが増悪す る場合は、まだ自覚症状のない糖尿病の可能性が強い。

●治療法
【灸による治療】

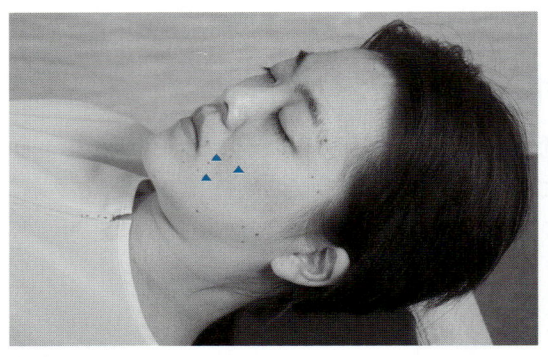

(例)

　水疱の周囲の3点に施灸して、三角状に水疱を囲い込む。米粒大で7〜14壮施灸する。顔に水疱が出ている場合も、水疱の周囲の3点に施灸する。
　この方法は、毒素を囲い込み、拡散を防ぐとともに、身体の抵抗力を向上させるため、回復も早い。
　さらに、三角に囲んだ部位の中心に施灸する方法もある。

【鍼による治療】
患者の姿勢：背臥位

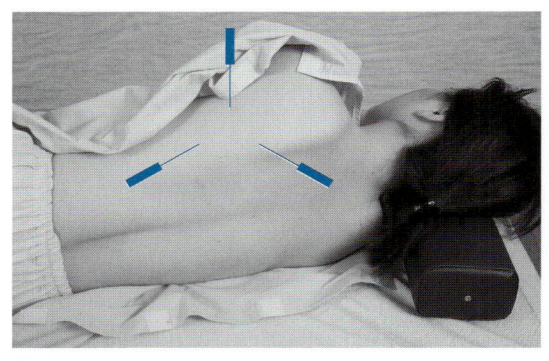

(例)

　刺鍼のやり方は、灸と同様に水疱を囲い込むように刺鍼する。まず背部の督脈の約1寸外側、次に肋間に沿って平行に刺鍼していく。背部の2、3カ所に施鍼する。
深さ：0.5〜1cm
置鍼時間：5〜10分
　顔に水疱がある時は、水疱の周囲に施鍼する。その場合は、水疱の中心に向かって斜刺する。
深さ：1〜2cm
置鍼時間：5〜10分

【補助穴】

内関、曲池（図13-1）、外関、合谷（図13-2）、陰陵泉、陽陵泉、足三里、三陰交、血海（図13-3）、胆嚢点（図13-4）など、全身の調整を目的として、内臓に関わりのある経穴を用いる。

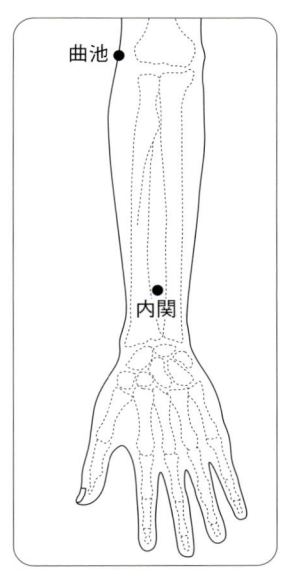

図13-1　内関、曲池（前腕前面）

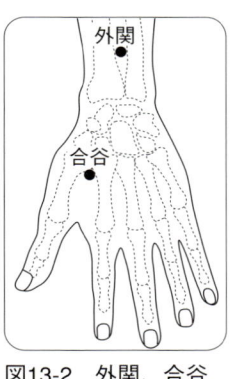

図13-2　外関、合谷（手背）

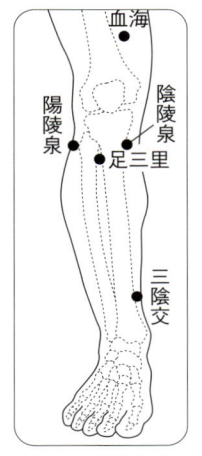

図13-3　陰陵泉、陽陵泉、足三里、三陰交、血海（下腿前面）

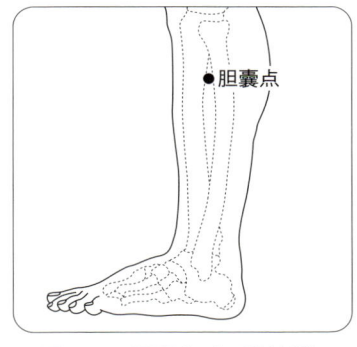

図13-4　胆嚢点（下腿外側）

【生活指導】

帯状疱疹と単純性疱疹が原因の肋間神経痛は、ビタミンの不足、とりわけビタミンB_1やビタミンB_{12}が不足することによって、末梢神経の栄養のバランスが崩れ、末梢神経炎のような症状が肋間神経の末端にあらわれているので、医師に相談してビタミン剤をもらう、あるいは、ビタミンを豊富に含んだ食べ物を食べるようにアドバイスする必要がある。

●症例

女性 58歳 主婦
身長：160cm **体重**：51kg
血圧：119／76
初診年月日：X年7月
主訴：肋間の痛みと痒み
現病歴：胸部、主要には肋間に痛みと痒みが生じるようになって、発症した日の3日後に来院した。
鑑別診断：肋間の激痛ではなく、症状が痛みと痒みなので、単純性疱疹であることは間違いないと思われた。
治療法：初診の日から2週間は毎日、その後は1日おきに、水疱の周囲の3点への施灸、同様に水疱を囲い込むように施鍼による治療、内臓につながる経穴への鍼による治療を併用したところ、約1週間で痛みと痒みは軽減し、3週間で完治、治療を終了した。

14 坐骨神経痛

治療のワンポイントアドバイス

腰椎椎間板ヘルニア―椎間板の髄核が突出した部位に鍼による治療を施す。
筋筋膜性の坐骨神経痛―鍼と灸による治療を施す。

　坐骨神経は長さ1メートル以上、鉛筆ほどの太さがある神経で、腰椎下部と仙骨上部から起こり、大坐骨孔を通って骨盤の外に出て、殿部、大腿部後面を走行して、膝窩のやや上方で総腓骨神経と脛骨神経に枝分かれし、さらに下腿を走行する。
　この人体最大、最長の神経の走行に沿って腰部、殿部、大腿部、下腿部など下半身に広範囲に放散性の痛みが生じる症状が坐骨神経痛である。しかも、痛みだけでなく、下肢のしびれを伴うケースもある。症状は片側性で、下肢を伸展した時、歩行時などに痛みが走る。
　坐骨神経痛には腰椎椎間板ヘルニア、脊椎分離症、脊椎分離すべり症、腰部脊柱管狭窄症など脊椎の疾患によるものもあるが、筋膜が炎症を起こした筋筋膜性のもの、長時間座位を続けることによって、または冷えによって一時的に坐骨神経に沿って痛みが出る坐骨神経痛もある。脊椎の疾患による坐骨神経痛は、腰椎椎間板ヘルニアによるものもあり、脊椎分離症、脊椎分離すべり症による坐骨神経痛は極めて稀である。坐骨神経が梨状筋の圧迫を受けて、圧痛と放散痛が生じる梨状筋症候群も、坐骨神経痛の症状を示す。
　筋筋膜性の坐骨神経痛では、運動不足による殿部の筋肉の衰えが遠因となっているケースが多い。また、腹膜炎や腸炎の後遺症として坐骨神経走行に沿って痛みが生じる場合、子宮がん、卵巣がん、大腸がん、膀胱がんなどによって坐骨神経痛の症状が出る場合もある。脚気によって、坐骨神経に沿って痛みが出るケースもある。

鑑別法

　腰椎椎間板ヘルニアや脊椎分離症による痛みは主に鈍痛だが、筋筋膜性の坐骨神経痛の痛みは鋭い痛みである。また、腰椎椎間板ヘルニアによる坐骨神経痛の患者は、歩行時に腰部を側屈させたり、疼痛性の跛行もあるが、筋筋膜性の場合は側屈や跛行はあまり見受けられない。

　坐骨神経痛は脊椎の疾患によるものと筋筋膜性、つまり運動器系に起因したものが大半だが、そう決めつけてしまうと判断を誤り、適切な治療を施すことができない。腹部の疾患、腫瘍、脚気などによる坐骨神経痛もあるので、さまざまな角度から分析して、原因を突き止めていく必要がある。

治療のポイント

　中枢神経に鎮痛作用を及ぼし、中枢神経と脳内ホルモンのバランスをとるために、まず中枢神経に近い頭部の経穴に施術する。選択する主要な経穴は、天柱、風池、翳風（図14-1）など。続いて、身柱、神道、筋縮（図14-2）など、督脈の経穴に刺鍼する。さらに坐骨神経の走行に沿って、環跳（図14-3）、殷門、委中（図14-4）、承山（図14-5）、アキレス腱を刺激する。腹部の関元、大横（図14-7）への施術も効果的である。

　腰椎椎間板ヘルニア、脊椎分離症、脊椎分離すべり症などによる坐骨神経痛に対しては、マッサージで背部の筋肉を強化した上で、鍼による治療を行う。冷えが原因の坐骨神経痛には、マッサージ7、鍼3の割合でマッサージを併用すると効果的である。また、冷えからくる痛みには、灸も効果的である。脚気が原因の坐骨神経痛にも、灸が効果的である。

　長時間座ることが原因となった痛みにも、マッサージを併用して、後頭部、後頸部、背部、腰部に手技を施す。その場合、患部である下半身より、上半身に重点的に施術したほうがよい。下半身が3、上半身が7ぐらいの割合がベストである。

14. 坐骨神経痛

●治療法

患者の姿勢：患者の痛みを感じる部位に応じて、姿勢を選択する。

【鍼による治療】

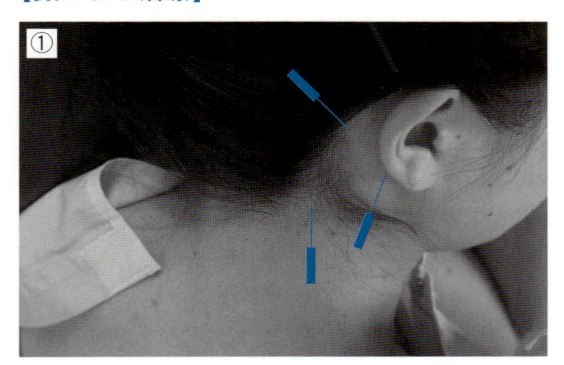

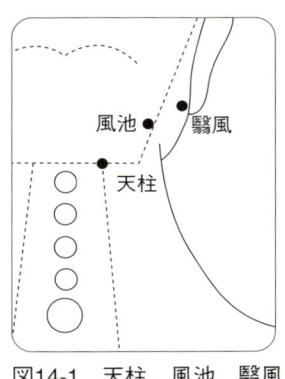

図14-1　天柱、風池、翳風（頭部後面）

①頭部後面の経穴—天柱、風池、翳風（図14-1）に脳内ホルモンを調節するため、左右両側に直刺する。
深さ：2～3cm
置鍼時間：10～20分

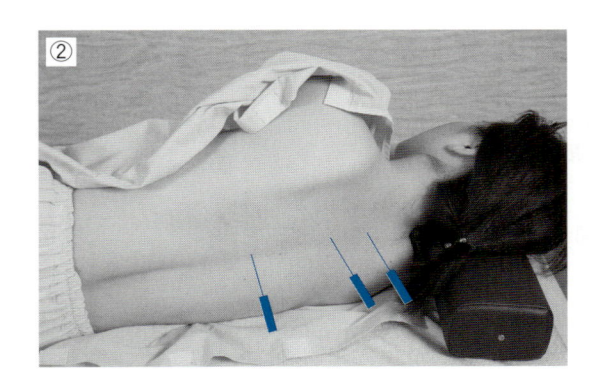

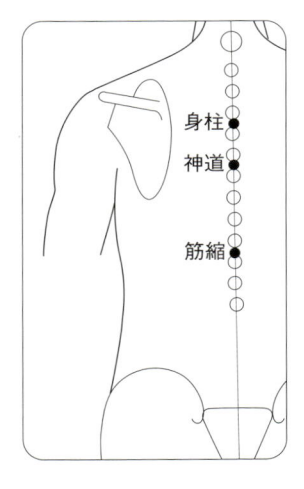

図14-2　身柱、神道、筋縮（体幹後面）

②督脈の経穴—身柱、神道、筋縮（図14-2）に直刺する。
深さ：1～1.5cm
置鍼時間：10～20分

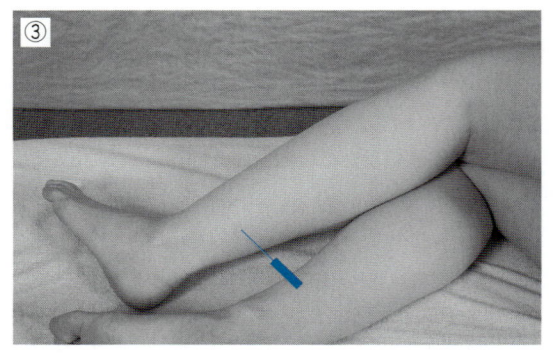

③下肢の主要な経穴―環跳（図14-3）、殷門、委中（図14-4）、承山（図14-5）に直刺する。

深さ：3～5cm

置鍼時間：10～20分

下腿の補助穴―飛揚（図14-5）、陽陵泉、陰陵泉（図14-6）に直刺する。

深さ：2～3cm

置鍼時間：10～20分

（飛揚）

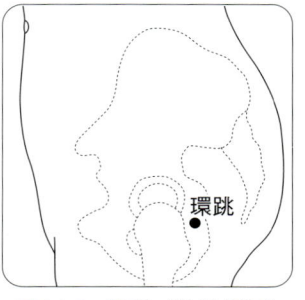

図14-3　環跳（体幹側面）

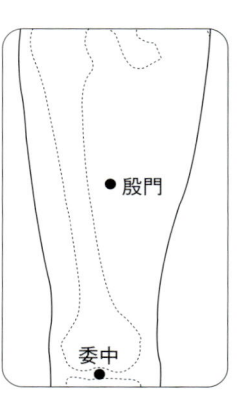

図14-4　殷門、委中（大腿後面）

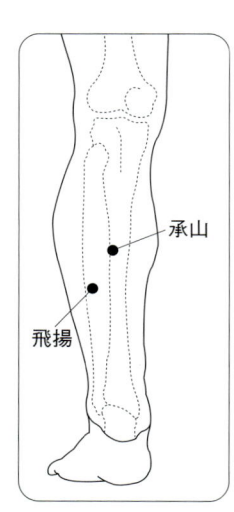

図14-5　承山、飛揚（下腿後面）

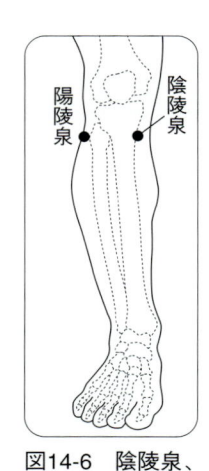

図14-6　陰陵泉、陽陵泉（下腿前面）

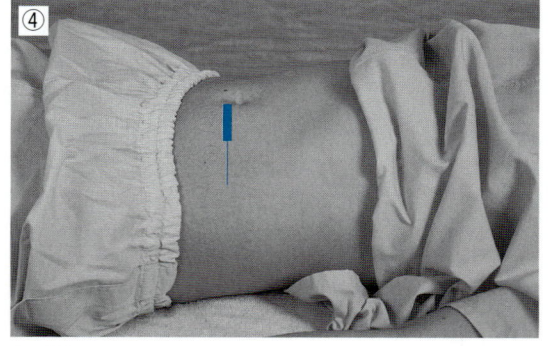

④腹部の経穴―関元、大横（図14-7）に直刺する。

深さ：2～3cm

置鍼時間：10～20分

腰椎椎間板ヘルニア、脊椎分離症、脊椎分離すべり症、腰部脊柱管狭窄症など脊椎の疾患による坐骨神経痛の場合は、腰椎の周囲の経穴にも施術する必要がある。

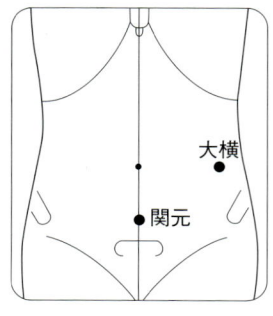

（大横）

図14-7　関元、大横（体幹前面）

【マッサージ】

①頭部後面の経穴—天柱、風池、翳風（図14-1）
②督脈の経穴—身柱、神道、筋縮（図14-2）
③下肢の主要な経穴—環跳（図14-3）、殷門、委中（図14-4）、承山（図14-5）

①②③の経穴を揉みほぐした後、アキレス腱を重点的に揉みほぐす。

下腿の補助穴—飛揚（図14-5）、陽陵泉、陰陵泉（図14-6）を軽く揉みほぐす。

【灸による治療】

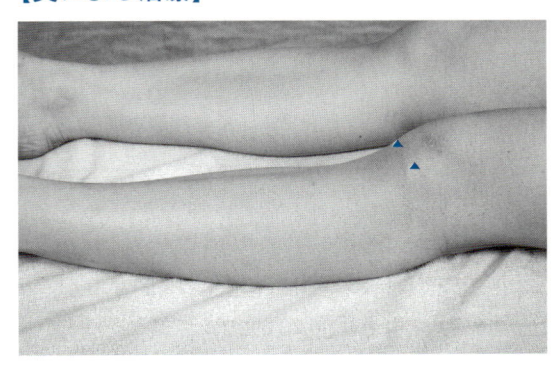

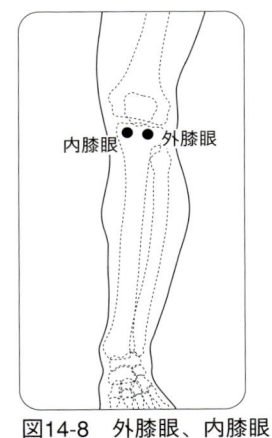

仙骨の周囲、及び膝眼（図14-8）に施灸する。3〜5壮、弱刺激。

図14-8　外膝眼、内膝眼（下腿前面）

【生活指導】

患者に下肢の筋肉、とりわけ股関節周囲の筋肉を強化する運動を勧める。下肢の筋肉だけでなく、後頚部、腹部、背部の筋肉の筋力を強化する運動をするようアドバイスする必要もある。また、座位によって痛みが生じた患者には、長時間座位を続けないようアドバイスしなければならない。

●症例

男性 56歳　会社員
身長：178cm　**体重**：65kg
血圧：118／81
初診年月日：X年6月
主訴：殿部、大腿部、下腿部の痛み
その他の症状：腰痛

現病歴：1カ月前から、殿部、大腿部、下腿部など坐骨神経の走行に沿って、痛みが生じるようになった。しかも、症状は足まで達し、足の第1指まで痛みとしびれを感じ、歩行にも若干支障をきたすようになった。整形外科で痛み止めの薬と湿布薬をもらったが、あまり効果がなかったので、治療院を訪れた。

鑑別診断：問診で確認した結果、痛みは鈍痛ではなく、どちらかといえば鋭い痛みであった。また、足の第1指まで痛みとしびれがあったので、多少歩きづらい面はあったが、腰部を側屈させる傾向はなかった。腸の具合はどうか、最近腹膜炎や腸炎にかかったことはないかと、腹部の疾患との関連も調べたが、そのような事実はなかった。

治療法：あん摩法と鍼灸による治療を併用した結果、1回目の治療で症状はかなり軽減した。以後、1日おきのペースで、天柱、風池、翳風など頭部の経穴、環跳、殷門、委中、承山、アキレス腱など坐骨神経の走行に沿った経穴と部位、督脈の経穴への鍼による治療と仙骨の周囲と膝眼に対する灸による治療を続けたところ、3カ月で完全に症状は消え、完治した。

　腰椎椎間板ヘルニアによる、坐骨神経痛は完治するまでにかなり時間がかかるが、筋筋膜性の坐骨神経痛であったため、比較的短い期間で完治したのである。

第 3 章

消化器疾患

15 便秘症

治療のワンポイントアドバイス

自律神経のバランスを整える内関、外関への施鍼と、胃腸の働きを調節する膀胱経の経穴への施鍼が重要なポイントである。

慢性の便秘は糖尿病、腸閉塞、大腸がん、胃・十二指腸潰瘍、結腸がんなど内臓の異常によっても起こるが、便秘症の大半は極度の精神的な緊張、不快感、不安感など精神的なストレスの蓄積、自律神経失調症、無理なダイエット、睡眠不足などが原因で発症する。すなわち、便秘症のほとんどに自律神経の失調が関連しているといっても過言ではないのである。

胃や小腸に比べると、大腸の消化作用は微々たるもので、主に水分と電解質を吸収する働きをしているが、この水分の吸収が抑制されると下痢の症状を引き起こし、逆に吸収しすぎると便秘になる。便が水分の少ない硬い便となって大腸に溜まることになるからである。

このような大腸の働きを調節しているのは自律神経で、大腸の水分吸収作用が活発になりすぎて便秘になったり、吸収作用が抑制されて下痢になるのは、自律神経のバランスが崩れているということである。従って、慢性的な便秘の多くは、自律神経失調症の一種だといってもいいのである。

特に大腸に異常が認められない機能性の便秘でも、慢性的な便秘が続くことによって、腸の内圧が高まり、他の内臓や神経を圧迫する、腸内に腐敗したガスが溜まることで免疫力が低下し、風邪などを引きやすくなるなど、身体にさまざまな悪影響を及ぼすケースもある。従って、下剤や浣腸の乱用は好ましくないが、ひどい便秘が続く場合は浣腸が必要となる。

なお、胃・結腸反射の低下、腸の蠕動運動の減退によって起こる便秘症、環境の変化によって一時的に発症する一過性の便秘症もあ

る。食事の時間が不規則な人、暴飲暴食をする人が便秘症になりやすい傾向がある。

鑑別法

自律神経のバランスが崩れて、便秘症になった人は肩甲骨の内縁、及び第1胸椎から第9胸椎までが非常にこっているケースが多い。

治療のポイント

たかが便秘と安易に考えてはならない。初期の段階で対応を誤ると、便秘の治療には時間がかかるのである。

主訴が便秘症だからといって、腹部への治療と短絡した思考でとらえてはならない。便秘症の多くは、自律神経のバランスが崩れたことに起因しているので、自律神経のバランスを整えることに重点を置く必要がある。特に、慢性的な便秘症に悩まされている患者は、精神的なストレスから情緒不安定になりやすいので、まず患者の精神を安定させることを考えなければならない。

腸の蠕動運動を調節するために、足三里（図15-1）に鍼による治療を施す（主に瀉法で行う）。足三里への施術は、胃と腸を結ぶ十二指腸を刺激し、胃と腸の動きを改善する。ただし、足三里への刺激は胃の働きが活発になるため、胃痛がある患者には用いない。また、内関（図15-2）と外関（図15-3）は自律神経のバランスを整える働きがある。

背部では、胃兪、脾兪、肝兪、心兪（図15-5）などの経穴に鍼による治療を行う。これらの膀胱経の経穴を刺激すると、胃腸に反射作用があらわれ、胃腸の働きを調節することができるからである。特に、心兪は解熱作用があるので、小腸に溜まった熱を冷ますことが可能になる。また、腹部へのマッサージも効果的である。患者の症状が落ち着くまで、毎日治療を施しても構わない。なお、便秘症の患者に対しては、施灸は行わない。

●治療法
【鍼による治療】

患者の姿勢：背臥位、または腹臥位

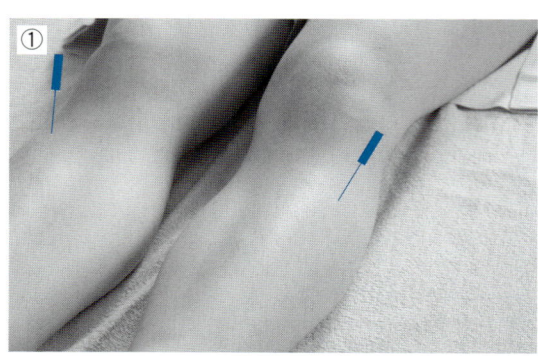

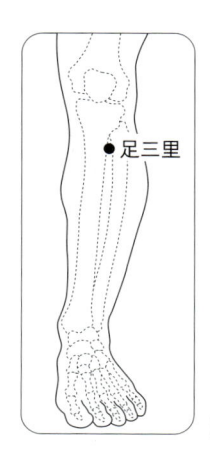

①下肢—左右の足三里（図15-1）に直刺する。
深さ：1〜2 cm
置鍼時間：10〜20分

図15-1　足三里（下腿前面）

②前腕—左右の内関（図15-2）、外関（図15-3）に直刺する。
深さ：0.5〜1 cm
置鍼時間：10〜20分

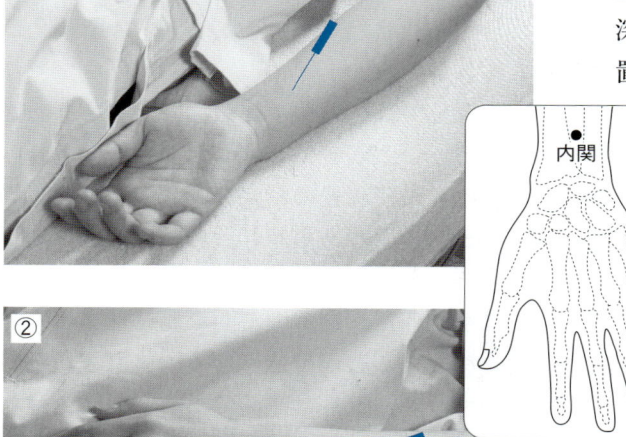

図15-2　内関（手掌）

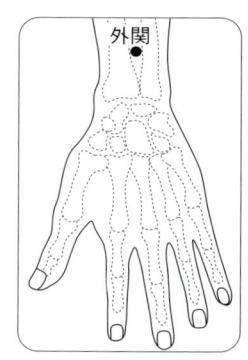

図15-3　外関（手背）

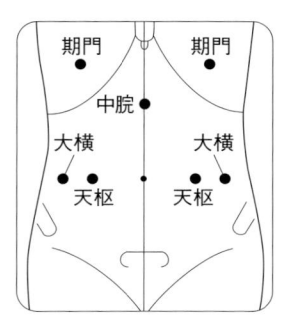

③腹部―大横、中脘、天枢、期門（図15-4）に直刺する。
深さ：1～2cm
置鍼時間：10～20分

図15-4　大横、中脘、天枢、期門（体幹前面）

④背部―胃兪、脾兪、肝兪、心兪（図15-5）に直刺、または斜刺する。
深さ：1～1.5cm
置鍼時間：10～20分

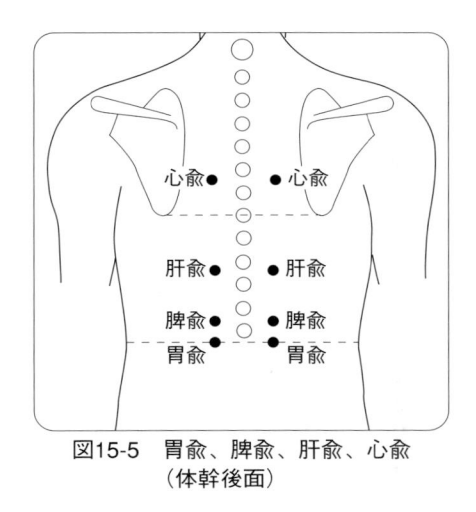

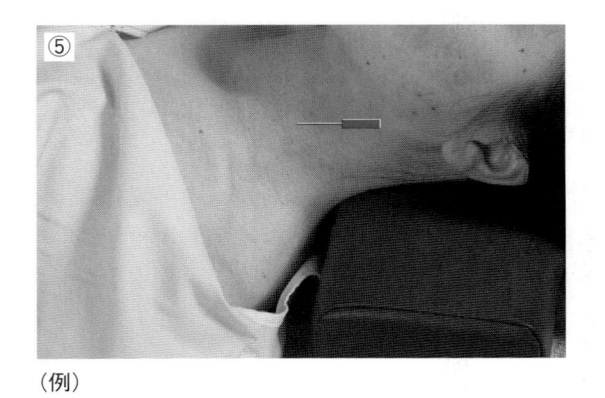

図15-5　胃兪、脾兪、肝兪、心兪（体幹後面）

⑤その他、首の周囲の胃経、胆経に沿った阿是穴を用いる。

（例）

【生活指導】
　便秘症を改善するためには、規則正しい食生活を心掛ける必要がある。特に、排便を促す胃・結腸反射は朝方に強く起こるので、朝食を抜く癖を改めなければならない。適度な排便習慣を身につけるために、朝の決まった時間にトイレに入るように心掛ける必要もある。また、暴飲暴食を慎むこと、腸に刺激を与えるものを食べないことも大切である。
　以上の点を患者によく説明し、理解してもらう。
　精神的なストレスが原因で便秘になるケースも多いが、便秘になって排便できないことでさらに精神的なストレスが蓄積されることになるので、気分転換になる時間をつくるようアドバイスする。

■症例

女性　31歳　会社員
身長：159cm　**体重**：58kg
血圧：112／76
初診年月日：X年5月
主訴：便通が少ない。便が硬く、排便が容易ではない
その他の症状：肩こり、手足のしびれ
現病歴：慢性的な便秘症で、子供のころから便通が極めて少なかった。便が硬いため、排便が容易ではなく、排便時にはいつもかなり苦しい思いを味わってきた。近所の内科で薬をもらったり、市販されている薬を買って、症状の改善を試みたが、さほど効果はなく、今度は東洋医学系の治療を試してみようと思い立って、治療院を訪れた。
鑑別診断：聞いてみると、暴飲暴食とまではいかないが、食欲は非常に旺盛で、偏食もひどかった。また、触診すると、肩甲骨の内縁と胸椎の周囲がかなりこっていた。
治療法：週に2回のペースで、足三里と、胃兪、脾兪、肝兪、心兪など膀胱経の経穴、及び大横、中脘、天枢、期門など腹部の経穴への鍼による治療を開始した。また、食事の量を調節し、偏食も改め、毎朝決めた時間にトイレに入ることを習慣化するようアドバイスをした。
　治療の回数を重ねるにつれ、自律神経のバランスが整ってきたとみえ、次第に便通の回数が増え、排便時の苦痛もいくぶん緩和され、半年後に完治した。患者が積極的に生活習慣の改善に取り組んでくれたことも、長年続いた慢性的な症状を治す重要なポイントとなったケースである。

16 下痢症

治療のワンポイントアドバイス

頬車への鍼による治療が、特に大切なポイントとなる。

　大腸の水分を吸収する働きが抑制されると、下痢の症状を引き起こす。便秘症と同じく、下痢症も自律神経の失調が関連している。

　急性の下痢は食中毒、赤痢、急性腹膜炎などによって引き起こされるケースもあるが、大半は細菌やウイルスの感染による急性腸炎、急性の胃腸炎、消化不良性の下痢である。感染性の急性腸炎、急性の胃腸炎などは、体の防御システムが正常に働いた結果だといえる症状なので、あまり心配する必要はない。

　慢性の下痢は、腸結核やアメーバ赤痢などの感染性の腸の病気、大腸がん、潰瘍性大腸炎などによるものもあるが、慢性の下痢のほとんどは過敏性腸症候群によるもので、精神的なストレスが原因になっているケースが多い。また、胃・結腸反射が正常に機能しなくなっている場合もある。

治療のポイント

　頬車は胃壁の運動を調整する働きがあるので、頬車（図16-1）に鍼による治療を施す。その他、内関（図16-2）、気衝（図16-3）、陰陵泉、上巨虚、下巨虚、飛揚、解谿（図16-4）にも鍼による治療を用いる。患者の症状が落ち着くまで、毎日治療を施してもよい。

　また、天井（図16-5）に対する施灸も、極めて効果的である。

●治療法

【鍼による治療】

患者の姿勢：背臥位、または腹臥位

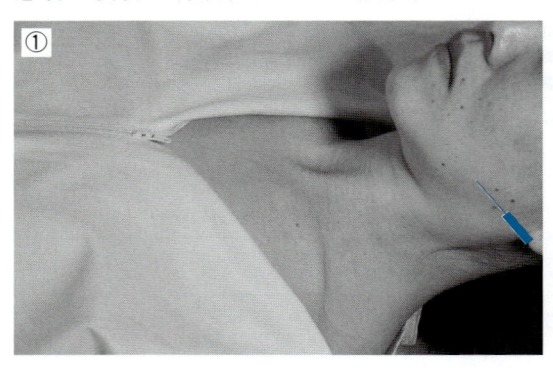

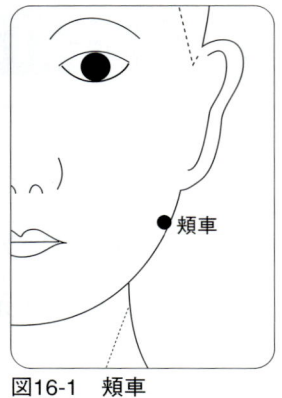

①頭部側面—左右の頬車（図16-1）に斜刺する。
深さ：0.5〜1cm
置鍼時間：10〜20分

図16-1　頬車

②前腕—左右の内関（図16-2）に直刺または斜刺する。
深さ：1cm
置鍼時間：10〜20分

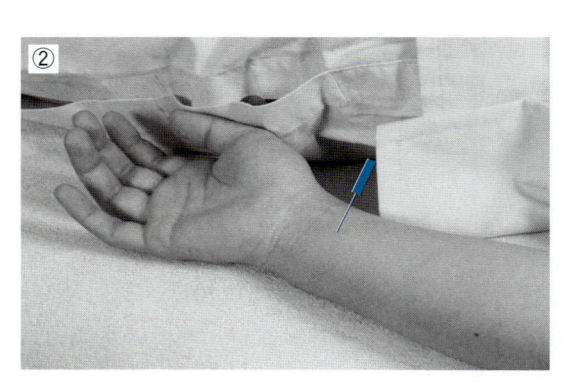

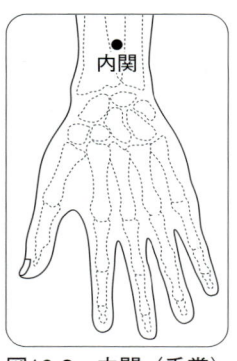

図16-2　内関（手掌）

③体幹前面—左右の気衝（図16-3）に直刺する。
深さ：1.5cm
置鍼時間：10〜20分

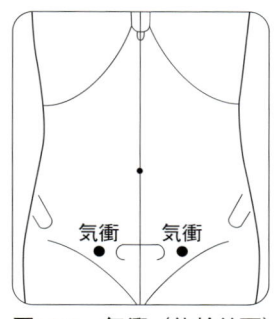

図16-3　気衝（体幹前面）

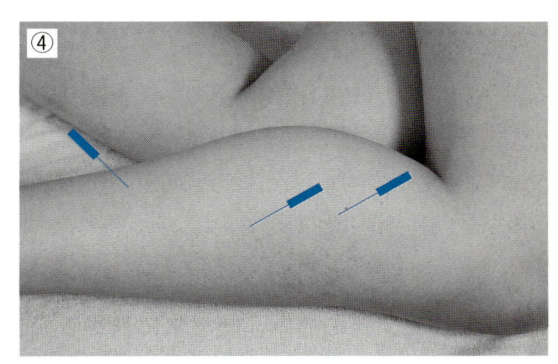

16. 下痢症

④下肢—左右の陰陵泉、上巨虚、下巨虚、飛揚、解谿（図16-4）に直刺する。

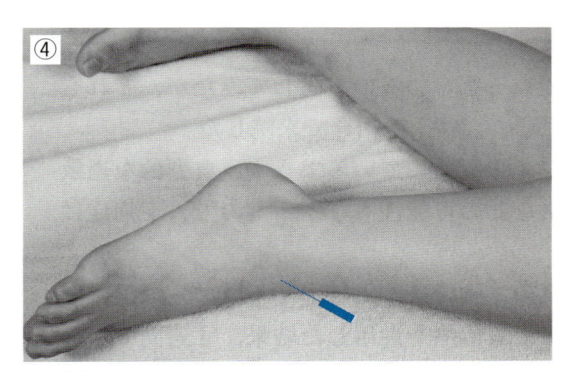

深さ：1〜3cm

置鍼時間：10〜20分

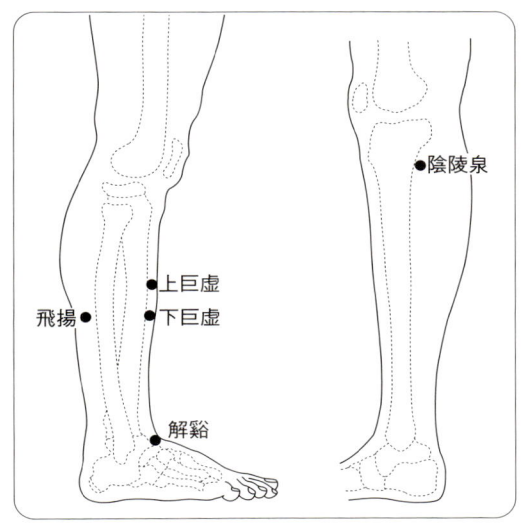

（上巨虚、下巨虚、飛揚）

（解谿）

図16-4　陰陵泉、上巨虚、下巨虚、
　　　　飛揚、解谿（下腿外側、内側）

【灸による治療】

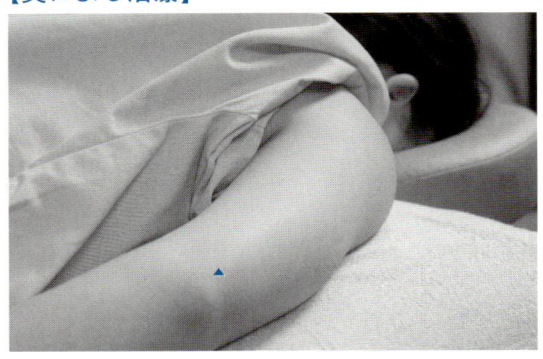

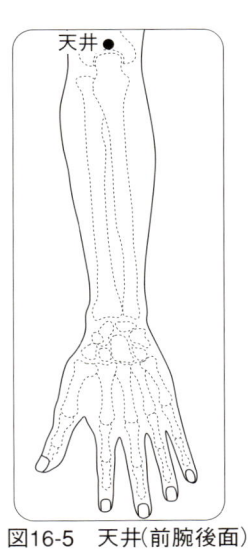

左右の天井（図16-5）に施灸する。

10〜15壮、弱刺激

図16-5　天井(前腕後面)

17 メニエール病

治療のワンポイントアドバイス

回転性のめまいの発作が、即メニエール病の症状とは限らないので、問診が重要な要素となる。特に寝ている時に天井がぐるぐる回るような感覚なのか、立っている時に天井がぐるぐる回るような感覚なのかを確かめなければならない。

　めまいは、身体のまわりのものがグルグル回るように感じる回転性のめまいと、立ちくらみ、身体がふらつく、目先が暗くなるなどのめまいとに大別される。立ちくらみ、身体がふらつくめまいは、貧血、低血圧症などによるものが多い（高血圧症や糖尿病によるものもあるが、極めて発生頻度が低い）。一方、回転性のめまいを起こす疾患には多発性硬化症などの神経疾患、ウイルス性内耳炎や内リンパ水腫など内耳の疾患、自律神経失調症などがあるが、頻度が高い代表的な疾患がメニエール病と、一過性の良性発作性頭位めまい症である。

　メニエール病は、突然激しい回転性のめまいの発作が起こり、立位を続けることも困難になる。また、めまい発作と同時に耳鳴り、難聴、耳の圧迫感などの症状を併発する（稀に、耳鳴り、聴力低下などの症状が、めまいの発作に先行するケースもある）。吐き気、嘔吐、冷や汗などを伴う場合もある。これらがメニエール病の典型的な症状である。しかも、場所を選ばず突然発症するので、高所や駅のホームなどで発作が起こると危険である。

　内耳、すなわち平衡器である半規管と耳石器官、聴覚器である蝸牛はいずれも内部をリンパ液に満たされ、これらの器官がおさまった容器である骨迷路とこれらの器官の間のスペースもリンパ液に満たされている。このうち、半規管、耳石器官、蝸牛の内部を満たすリンパ液を内リンパ液というが、この内耳の内リンパ液の圧が高くなったことが直接的な原因となって引き起こされる疾患がメニエー

ル病である。メニエール病の原因としては、水分や塩分の代謝異常、自律神経の異常などが考えられる。その他、極端な睡眠不足や精神的なストレスが誘因となって引き起こされるケースもある。耳鳴り、難聴、耳の圧迫感などの随伴症状は大半が片側性だが、両側性のケースもある。

男性は30代～40代に、女性は30代～50代に好発する。

鑑別法

低血圧症や貧血によるめまいは立ちくらみの一種で、回転性のめまいではないので、問診で確かめれば鑑別は容易である。問題は、同じように回転性のめまい発作を起こす他の疾患との区別である。

回転性のめまいが起こると、メニエール病だと単純に思い込む人が多いが、回転性のめまい＝メニエール病ではない（回転性のめまい発作の約10パーセントが、メニエール病だといわれている）。特に、メニエール病と混同されやすいのが、自律神経失調症による回転性のめまいである。

この両者の鑑別のポイントは、回転性のめまいが起こる時の状態の違いである。寝ている時に天井がグルグル回るような回転性のめまいは、大半が自律神経失調症によるものか、良性発作性頭位めまい症で、適切な治療を行えばわりあい短期間で完治するケースが多い。一方、立っている時に天井がグルグル回り、立っていられなくなる回転性のめまいは、大半がメニエール病によるめまい発作で、自律神経失調症によるめまいと比較すると、完治するまでに多少時間がかかる。

なお、良性発作性頭位めまい症は極めて一時的な症状にすぎず、多発性硬化症は運動障害や手足のしびれなどを伴うケースが多い。

診断のポイント

耳は鼻や目と密接な関係がある。そのため、鼻や目の疾患などの影響が内耳に及ぶ可能性も考えなければならない。副鼻腔炎などの鼻の疾患や、呼吸器の異常で内耳の圧力が高まる。また、鼻を強くかむ習慣も、内耳の圧力を高める。緑内障など眼の疾患により眼圧が高まることで、めまい発作を起こす可能性もある。メニエール病の患者は目が回るという現象を考えれば、目との関連性が疑われる。メニエール病の根本的な原因はいまだ不明だが、耳、鼻、眼の関連性を追求していけば、根本的な原因を突きとめることも可能ではないかと思われる。

従って、問診が重要な要素となる。いつも鼻がつまっていないか、鼻をかむたびにめまいがしないかなど、目や鼻に関する細かな点も患者から聞き出すようにしなけれ

ばならない。

　また、東洋医学の考え方では、肝経と腎経の気血の流れが滞っているということである。現代医学的な考え方だけでなく、東洋医学的な考え方も合わせて適切な診断を行う必要がある。

治療のポイント

　メニエール病に対する治療は、耳の疾患に有効な経穴だけを選穴するのではなく、目や鼻との関連性も考慮して、選穴する必要がある。従って、顔面の経穴を刺激する場合も、耳の症状に効果的な翳風（図17-1）や耳門（図17-1）だけでなく、目の症状に効果的な睛明、四白（図17-1）なども刺激する。また、目、鼻、耳の症状に効果を及ぼす合谷（図17-2）への刺激も欠かせない。もし、目や鼻の疾患がなんらかの影響を与えためまい発作ならば、これらの症状を軽くすることで、より良い効果が得られるからである。

　メニエール病に対する治療は、主要には鍼で経穴を刺激し、さらにマッサージを併用する。灸は用いる必要はない。

●治療法

【鍼による治療】

患者の姿勢：背臥位、または腹臥位
（患者にとって楽な姿勢を選ぶ）

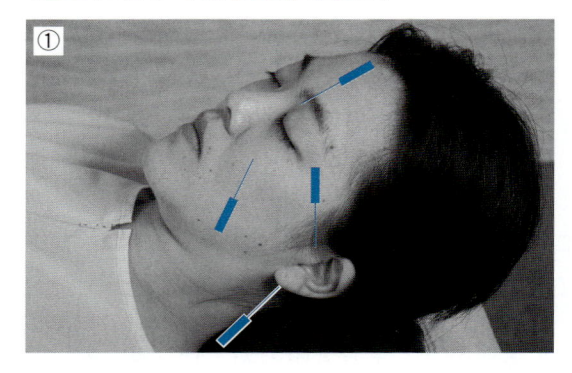

①顔面の経穴―翳風、耳門、睛明、四白（図17-1）に直刺、または斜刺する。
　直刺の場合は深さ0.5cm、斜刺の場合は深さ1cm
　置鍼時間：10～20分
　翳風はやや強めの刺激にする。

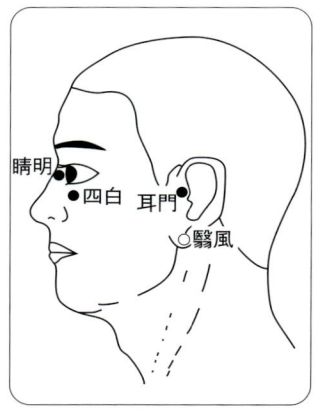

図17-1　翳風、耳門、睛明、四白

17. メニエール病

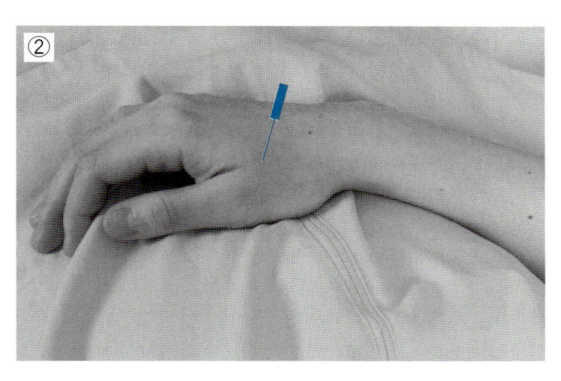

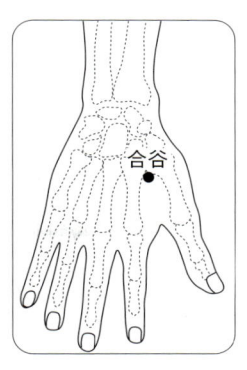

②上肢の経穴―合谷（図17-2）に直刺する。

深さ：1.5cm

置鍼時間：10〜20分

図17-2　合谷（手背）

胃経、脾経、胆経の経穴を刺激して、これらの経絡の気の流れを改善する。下腿の経穴は図17-3のように選穴する。これは経絡の気の流れをよくするだけでなく、血液、リンパ液など体液の循環をよくして、半規管、耳石器官、蝸牛、骨迷路に過剰に溜まったリンパ液を調節するのである。また、体液の循環が悪くなれば、酸素と栄養の供給が十分に行きわたらず、しかも免疫力の低下を招く。体液の流れを改善することは、大変重要なのである。

③下腿の胃経、脾経、胆経の経穴に直刺する。平衡バランスをとるために上巨虚、下巨虚、商丘、丘墟（図17-3）など足関節の周囲の経穴を選ぶ。

深さ：1〜2cm

置鍼時間：10〜20分

図17-3　上巨虚、下巨虚、商丘、丘墟（下腿外側・内側）

【マッサージによる治療】
患者の姿勢：背臥位

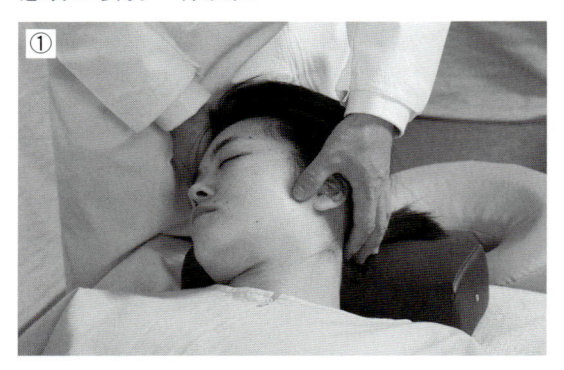

①術者は、患者の患部である耳の周囲、鼻（②）と目（③）の周囲の経穴を押圧のみで刺激する。

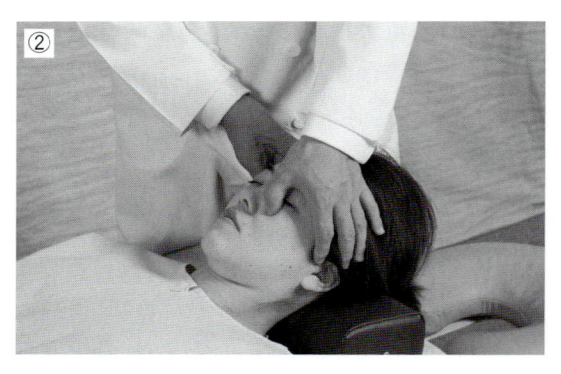

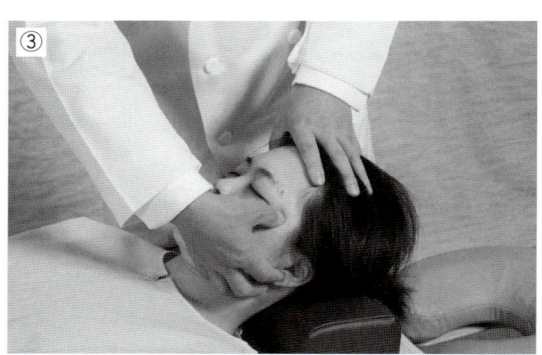

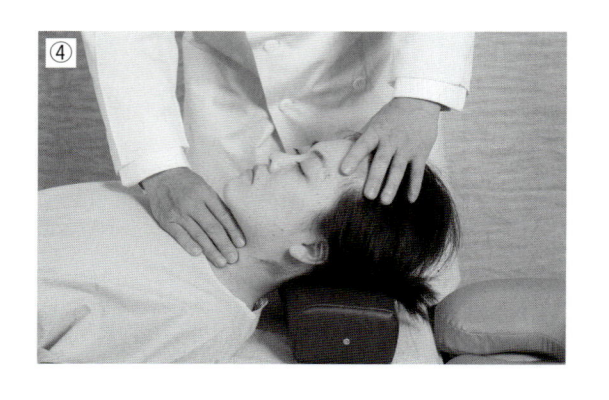

④続いて、頚部や喉に右手の母指と示指を当て、左右に動かしながらソフトなマッサージを施し、軽度の刺激を与える。喉へのマッサージは蝸牛の中のリンパの流れをよくする効果がある。

●症例

女性 44歳　主婦
身長：156cm　**体重**：48kg
血圧：121／82
初診年月日：X年6月
主訴：めまい
その他の症状：頭痛、頚部のこり
現病歴：2日前に突然、回転性のめまいの発作が起こって、一時的に立っていることも困難になった。また、耳の奥に違和感を感じた。めまいがひどく、家事をはじめ日常生活にも支障をきたすようになったので、翌日の朝、ご主人が付き添って治療院を訪れた。
鑑別診断：患者に回転性のめまいの発作が起こったときの状態を尋ねると、家のなかで立っているときだと答えたので、自律神経失調症や良性発作性頭位めまい症ではなく、メニエール病だと思われた。もちろん、立ちくらみや体がふらつくようなめまいではないので、貧血や低血圧症によるものではないことは明らかであった。また、内耳に違和感を感じている点から考えても、メニエール病の可能性が高いと判断できた。
治療法：1日おきに翳風、耳門、睛明、四白、合谷などへの鍼による治療と、頚部と喉へのマッサージを併用して治療を続けた結果、約1週間で内耳の違和感がなくなり、めまいもほとんどなくなり、1カ月後に完治した。

18 耳鳴り・難聴

治療のワンポイントアドバイス

合谷、翳風、耳門への鍼による治療が、重要なポイントである。

　耳鳴りは、外界に音源がまったくないにもかかわらず、雑音が聞こえる状態である。蝉が鳴く声に似た音、風の音や波の音のような音、キーンキーンと金属音のような音が聞こえるものなど、耳鳴りにはさまざまな種類がある。

　そのうち、蝉の鳴き声に似た音が聞こえるケースは、鼓膜の機能に異常が発生したからだと思われる。鼓膜は本来、音をキャッチしないと振動しないのだが、鼓膜がほんのわずかな空気の流れにも反応して振動するようになり、内耳はそれを音としてとらえるため、風が鼓膜を通るかすかな音が、蝉の鳴き声のように聞こえるのである。

　また、キーンキーンと金属音に似た雑音がする耳鳴りは、耳の中の血管が緊張して、まるで金属製のパイプのように血管が硬くなり、例えるなら、硬くなった血管壁に血液中に含まれる鉄分や銅などがぶつかって、金属音に似た音を発生させているのではないかと思われる。

　耳鳴りは、聴力の低下を引き起こすものと、聴力の低下を伴わないものに分けられる。耳の機能に異常が生じて、聴力低下を伴う耳鳴りには内耳炎、メニエール病などがある。一方、耳の機能に異常はなく、聴力低下を伴わない耳鳴りには精神的な疲労や肉体的な疲労、睡眠不足に起因するもの、貧血や高血圧症などに続発して起こるもの、うつ病、不安神経症によるものなどがある。耳鳴りは、難聴の前兆としてあらわれるケースが多い。腎機能の低下によって引き起こされる耳鳴りもある。また、現代では環境ホルモンの影響なども考えられる。

　難聴は聴力が低下して、音が聞こえにくい状態だが、その原因に

よって伝音性難聴と感音性難聴とに大別される（この両者の混合性難聴もある）。伝音性難聴は耳介から外耳、中耳までの音を伝える器官の障害で、中耳炎、異物や耳垢などによる耳道の閉塞や狭窄によって引き起こされる。感音性難聴は内耳から脳までの音を感じ取る器官の障害で、メニエール病や、ストレプトマイシンなどの薬物の副作用によって引き起こされる。

その他、大きな騒音が絶え間なく聞こえる職場で働く人に起こる騒音性難聴（職業性難聴）、特に原因がないのに突然起こる突発性難聴などがある。突発性難聴は、神経が異様に興奮することで、いわば神経がショートして、一時的に聞こえにくくなった状態である。また、ウイルス性、ストレス性の突発性難聴、風邪による高熱が原因で引き起こされる突発性難聴もある。高熱が聴神経に影響し、一時的に音が聞こえにくくなるのである。同様に、中耳炎や内耳炎のように炎症が起こり、炎症によって熱が出ることで聴神経が侵され、難聴になるケースもある。また、脳溢血やくも膜下出血などの影響で、突発性難聴になることもある。突発性難聴の患者は高齢者が多いが、年齢が若くても同様の症状があらわれることもある。

東洋医学的にいえば、耳鳴り、難聴は肝火によるもの、腎精不足によるものなどが考えられる。

鑑 別 法

耳鳴りも難聴も、患者本人にしか分からない症状であるため、視診や触診によって確認できる点は少ない。ただし、腎機能の低下によって耳鳴りが発生した場合は、肌の状態を見れば一目瞭然である。腎機能の低下した患者の多くは顔色が悪く、しかも肌がガサガサに乾燥しているからである。また、耳鳴りは、睡眠不足や精神的なストレスなどの影響が大きい疾患なので、問診でこれらの点を確かめることが大切である。

難聴には高熱によって起こる一過性のものもあるので、最近風邪や他の疾患で高熱を出したことはないかを、問診で必ず確かめなければならない。また、騒音性難聴の可能性もあるので、常に大きな騒音がする職場なのかどうか確かめる必要もある。

耳鳴りも難聴も、ある病気の前兆、あるいは病気がもたらす症状の一つとして捉え、症状を引き起こす原因を探究しなければならない。単に耳鳴りや難聴を治療するのではなく、その原因となる病因を治療すると同時に耳鳴り、難聴の治療を行う必要がある。原因を突き止めた上で、その症状に適した治療法を考えるべきである。根本的な原因を究明することを怠っていては、よい診断はできないのである。

治療のポイント

経絡の気の流れが滞っているので、鍼によって経穴を刺激して、気の流れを改善する。特に、耳鳴り、難聴に効果を発揮する翳風、耳門、風池（図18-3）などへの施術は重要である。また、耳鳴りに効果的な曲池（図18-5）、頭部や顔面部の疾患に効果的な内関（図18-5）に灸を施す。そして、頚部の周囲、耳の周囲に重点的にあん摩・マッサージの手技を施す。

なお、治療に際しては、イマジネーションも大事である。体内で何が起こっているのか、イメージすることが重要なのである。金属音のような音がする耳鳴りの場合も、血管内の様子をイメージしなければならない。例えば、1カ所に溜まっている金属物質を、磁石で他の場所へ移動させるイメージで治療を行う。MRIやCTスキャンでも血管内の金属物質の集積は捉えられないし、まして肉眼では分からないからである。

●治療法

【鍼による治療】

患者の姿勢：腹臥位、または側臥位（患者がめまいを起こさないよう、急に起き上がることのないように注意する）

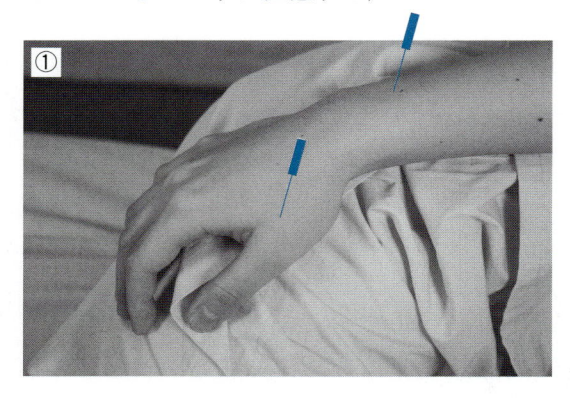

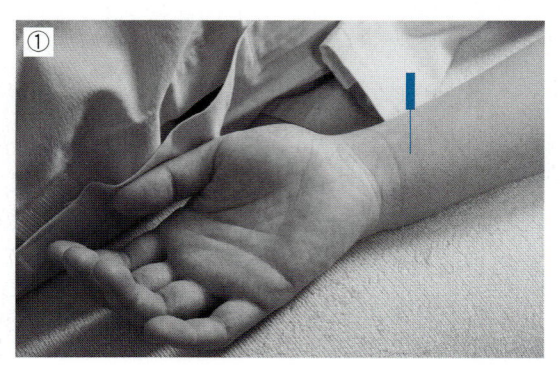

①合谷、外関（図18-1）、内関（図18-2）、翳風、耳門、風池（図18-3）に直刺、または斜刺する。

深さ：1～2cm

置鍼時間：12分

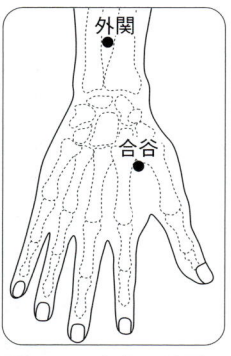

図18-1　合谷、外関（手背）

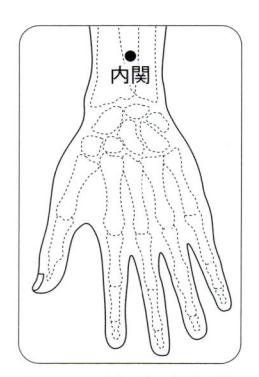

図18-2　内関（手掌）

18. 耳鳴り・難聴

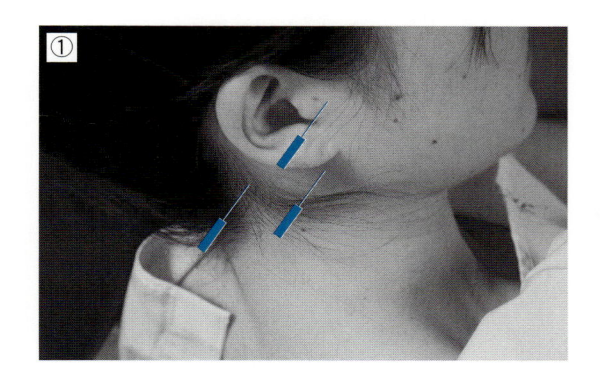

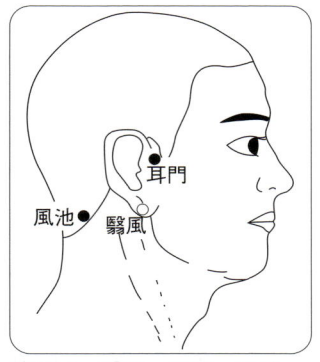

図18-3　翳風、耳門、風池

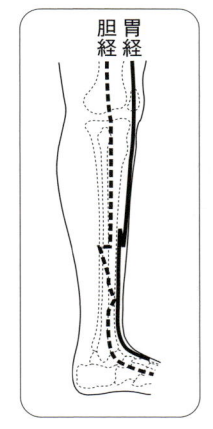

図18-4　胃経・胆経（下腿外側）

②下腿の胃経と胆経の経穴から選穴し、直刺する。その際、患者の病態に合わせて選穴し、胃経と胆経のバランスをとる必要がある。

深さ：1.5cm

置鍼時間：5～10分

【灸による治療】

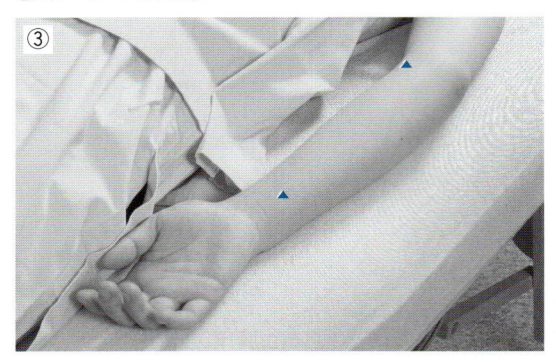

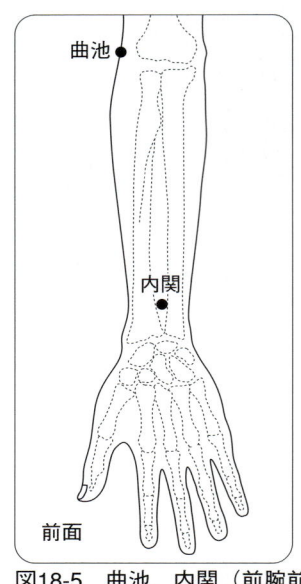

③内関、曲池（図18-5）に施灸する。
3〜5壮、弱刺激。

図18-5　曲池、内関（前腕前面）

【あん摩・マッサージによる治療】

患者の姿勢：左側を上にした側臥位

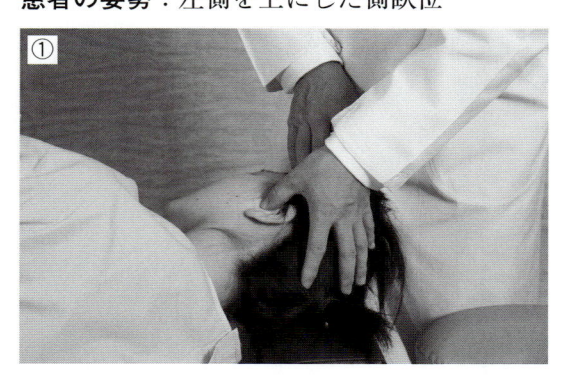

①術者は左手の母指で、左の耳門（図18-3）を円を描くように指を動かして押し揉む。

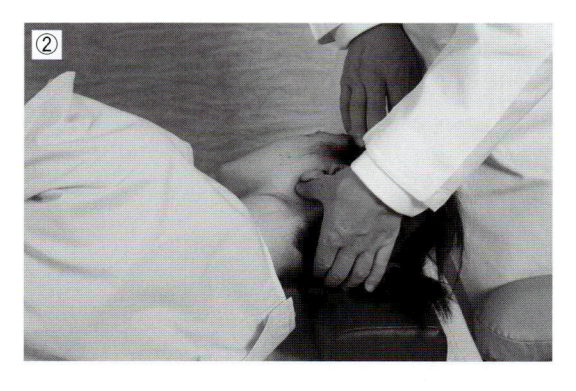

②術者は①と同様の手技で、左の翳風（図18-3）を押し揉む。

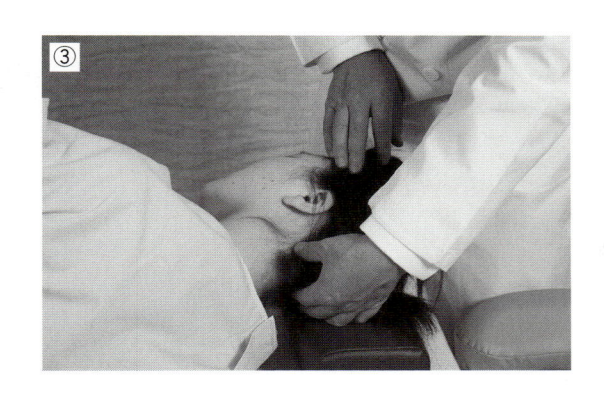

③術者は左手の母指で、左の風池（図18-3）を円を描くように押し揉む。

④患者の姿勢を右側を上にした側臥位に変えた上で、右の耳門、翳風、風池（図18-3）を円を描くように押し揉む。

■ 症例

男性　61歳　公務員
身長：173cm　体重：59kg
血圧：145／94
初診年月日：X年11月
主訴：耳鳴り・難聴
その他の症状：うつ感

現病歴：2週間前に突然、ザワザワと風の音のような音が聞こえ、右の耳がほとんど聴こえなくなった。その日のうちに耳鼻科の医院で診察を受け、副腎皮質ホルモン剤、血流改善剤、ビタミン剤などをもらって飲んだが、1週間経ってもさほど症状が軽減しなかったので来院した。

鑑別診断：最近、風邪を引いて高熱を出したことはないか、他の疾患で高熱を出したことはないかと尋ねたが、そのような事実はなかった。また、精神的なストレスを蓄積していないか、睡眠不足が続いていないかと尋ねると、発症する2、3週間前はかなり疲れやストレスが溜まっていたのだと認めた。肌の状態もチェックしたが、特に肌が荒れている感じではなかった。

　以上の問診と視診の結果、ストレス性の突発性難聴、及び耳鳴りだと考えられた。

治療法：連日、合谷、翳風、耳門への鍼による治療に、翳風、耳門、風池へのマッサージを併用して治療を続けたところ、3回目の治療で症状は軽減。耳鳴りは小さくなり、かすかに聴力も戻ってきた。そして、1週間後に完治した。

第 5 章

その他の疾患

19 月経不順（生理不順）月経困難症（生理痛）

治療のワンポイントアドバイス

月経不順の場合——翳風、風池、三陰交に置鍼する。時間：10分。
生理痛の場合——翳風、陰陵泉、陽陵泉、三陰交、飛揚に置鍼する。時間：10分。

　　月経不順はまったく月経がない、または月経周期が一定せず、不規則なことで、無月経、希発月経、頻発月経の3種類に分類される。
　　無月経はまだ一度も月経がないか、月経が止まった状態だが、成人になっても初潮がない場合は原発性無月経と呼び、いったん月経が始まった後、月経が止まったものは続発性無月経と呼ばれる。続発性無月経にはさまざまな原因が考えられるが、主に精神的なストレスによって月経が止まる心因性無月経、無謀な食事制限をして月経が止まる減食性無月経に大別される。最近、特に多いのが無理なダイエットを試みた結果、月経がなくなった無月経である。また、ハードな運動を続けることで、月経が止まるケースもある。
　　月経の周期が一定しない月経不順は、月経から月経までの周期が長い希発月経と、逆に周期が短い頻発月経とに大別される。
　　月経の周期が不規則になる原因の一つに、ホルモンの分泌の低下や女性ホルモンのアンバランスなどが考えられる。月経が起こるシステムには多くのホルモンが関係しているが、このホルモンの分泌が悪くなったり、バランスが崩れることで、身体のタイマーが狂い、月経の周期が狂ってしまうのである。また、月経痛を軽減するための薬を服用することによって、月経不順になるケースもある。若い世代の場合、環境ホルモンによる影響も考慮する必要がある。
　　無月経と希発月経は、顔や身体が急に火照るホットフラッシュ、発汗、吐き気、乳漏などの症状を伴うケースもある。
　　月経の周期が狂ってくると、精神面にも悪影響を及ぼすと同時に、ホルモンの分泌も狂って、早々と更年期を迎えるケースもある。

19. 月経不順（生理不順）・月経困難症（生理痛）

初潮後の思春期や閉経期にさしかかる時期に、月経の周期が不規則になるケースが多いが、これらは別に異常なことではない。

月経困難症は、月経に際して頭痛、腰痛、腹痛（下腹部痛）、悪心、嘔吐などの症状が発生することで、仕事や日常生活に支障をきたすほどの苦痛にさいなまれるケースも珍しくない。痛みだけでなく、吐き気やめまいを随伴するケースもある。子宮内膜症、子宮筋腫などの疾患によって起こる場合と、特に原因となる疾患が認められない月経困難症とがある。また、月経痛を繰り返すことで不安になり、不安が痛みを更に増幅させる傾向もある。

鑑別法

月経不順は、肩甲骨の内縁の膏肓（図19-1）にしこりがあるケースが多いので、まずこのしこりを触診で確かめなければならない。

月経困難症で多いのは腹痛と腰痛だが、私の臨床経験から、腹痛がひどい場合は卵巣の異常が原因になっているケースが多い。一方、腰部と殿部が重く、痛い時は、子宮の異常が原因である（腰部と殿部の中でも、特に仙骨の周囲が痛む場合が多い）。

また、月経時に子宮内膜からの出血が不十分で、内部に残った血が凝固して、痛みを引き起こす場合もある。

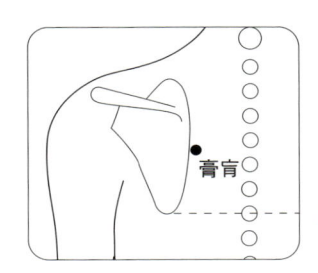

図19-1　膏肓
（体幹後面）

治療のポイント

ホルモンバランスをとることが大切なので、中枢神経に対する刺激が有効となる。従って、翳風、瘂門、風池（図19-3）など、後頭部と顔面部の経穴への刺激が効果的である。合谷（図19-2）は月経困難症など婦人科系の疾患に効果的な経穴なので、月経不順、月経困難症の治療に欠かすことはできない。また、合谷は鍼麻酔にもよく使われるように鎮痛作用があるので、月経痛がひどい場合は特に有効である。仙骨の次髎、中髎（図19-7）は、月経不順に有効な上、月経痛で多い腰痛にも効果的な経穴である。飛揚（図19-6）も腰痛に効果的な経穴である。関元、中極（図19-4）、三陰交（図19-5）も、月経不順に有効な経穴である。また、陰陵泉と陽陵泉（図19-5）は、月経不順の症状で多い頭痛に効果的である。

●治療法
【鍼による治療】
患者の姿勢：腹臥位

①合谷（図19-2）に直刺する。
深さ：1.5cm
置鍼時間：5〜10分

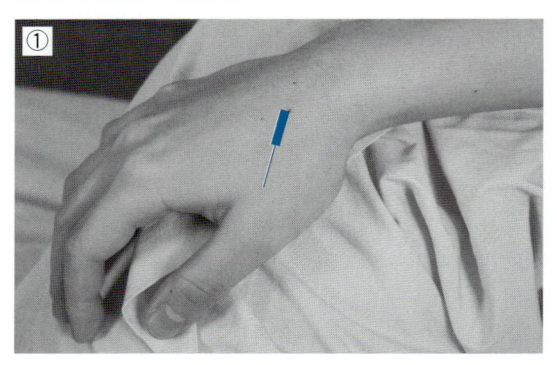

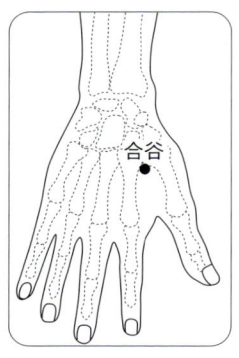

図19-2　合谷（手背）

②翳風、瘂門、風池（図19-3）に直刺、または斜刺する。
深さ：1〜1.5cm
置鍼時間：5〜10分

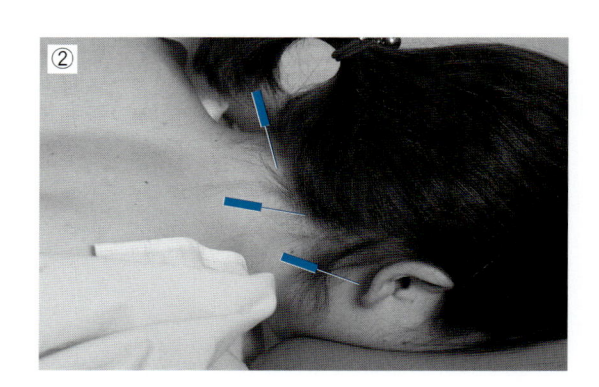

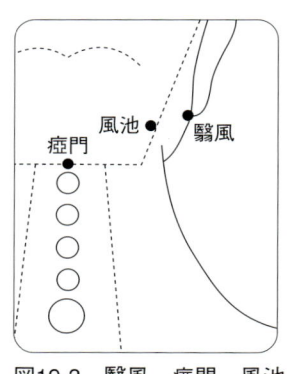

図19-3　翳風、瘂門、風池（頭部後面）

患者の姿勢：背臥位

③関元、中極（図19-4）など腹部の経穴に直刺する。
深さ：1〜2.5cm
置鍼時間：5〜10分

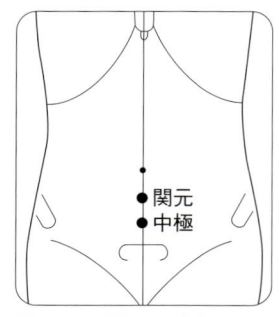

図19-4　関元、中極（体幹前面）

患者の姿勢：背臥位

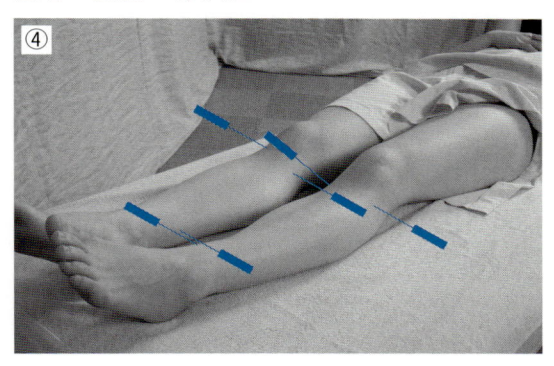

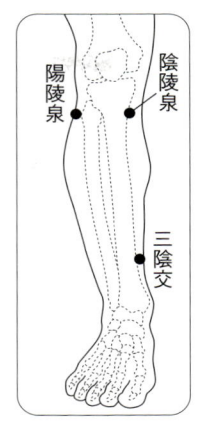

④左右の陰陵泉、陽陵泉、三陰交（図19-5）、飛揚（図19-6）に直刺、または斜刺する。
深さ：2〜3cm
置鍼時間：10〜20分

図19-5　陰陵泉、陽陵泉、三陰交

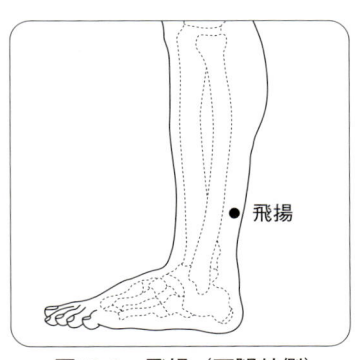

図19-6　飛揚（下腿外側）

【鍼と灸による治療】
患者の姿勢：腹臥位

仙骨の次髎、中髎（図19-7）に、温灸を施す。
5〜8壮、弱刺激。
温めながら直刺する。

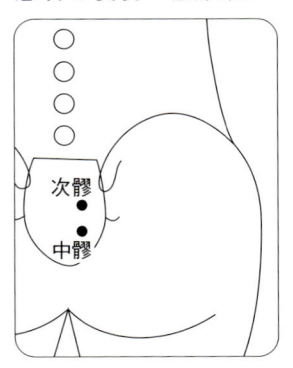

図19-7　次髎、中髎（体幹後面）

第5章　その他の疾患

【患者へのアドバイス】

　月経不順や月経痛を、ホルモン剤を多用して治療すると、体内に不純物が溜まって、がんの発生につながることもある。特に、ホルモン剤など薬の服用によって、月経不順になっている場合は、趣味や運動で気分転換をはかるようアドバイスすべきである。また、腹部を温めるように、患者にアドバイスをする必要がある。

●症例

　女性　34歳　会社員
　身長：168cm　体重：53kg
　血圧：112／79
　初診年月日：X年7月
　主訴：月経不順
　その他の症状：睡眠不良
　現病歴：1年前から月経周期が一定しないようになり、月経中に痛み（腹痛）に悩まされるようになった。また、痛みだけでなく、全身が急に熱くなる症状、ホットフラッシュも伴っていた。婦人科で薬をもらって服用したが、さほど症状に変化はなかったので、会社の同僚に紹介されて治療院を訪れた。
　鑑別診断：触診で肩甲骨の内縁を確かめると、膏肓にしこりがあった。
　治療法：はじめは1日おきに、2週目からは2日おきに、翳風、瘂門、風池、合谷、三陰交、陰陵泉、陽陵泉などに鍼による治療を、仙骨の次髎、中髎に灸による治療を施した。治療を重ねるごとに痛みが軽減し、ホットフラッシュもなくなり、徐々に月経周期も定まるようになった。そして、初診の日から約3カ月で完治した。

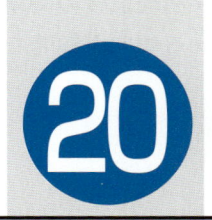

20 更年期障害

治療のワンポイントアドバイス
ふくらはぎなど下腿部へ、重点的に施術する必要がある。

　女性の平均的な閉経年齢は50歳だといわれているが、更年期とは女性の閉経10年前から閉経後5年の期間を指す言葉で、この時期にあらわれる種々の不定愁訴症状を更年期障害と呼ぶ。
　更年期障害の症状は女性ホルモンの分泌の低下、特にエストロゲン（卵胞ホルモン）の分泌の急激な低下、あるいは分泌の消失によって引き起こされる。
　主な症状は、①急に顔が火照ったり身体が熱くなるホットフラッシュと発汗、②腰痛、③足腰の冷えである。
　ホットフラッシュは、エストロゲンの消失により、脳の交感神経中枢が興奮しやすくなることが原因で起こる自律神経の異常症状である。また、エストロゲンの分泌の低下に伴って骨密度が低下し、骨粗鬆症になりやすくなる。特に、閉経後は腰椎の骨密度が急速に低下するため、腰痛が引き起こされる。足腰の冷えは、エストロゲンの分泌低下によって、下肢への血液供給が一時的に減少することで起こる。
　その他、更年期障害には、頭痛、肩こり、動悸、めまい、不眠、食欲不振、憂うつ感、倦怠感などの症状もあるが、心因性の要素が含まれたケースも少なくない。
　東洋医学的には気血の流れが停滞し、体内に邪気の蓄積された状態である。また、五臓六腑のバランスが崩れ、体内の需要と供給のバランスが崩れた状態だといえる。
　以前は女性に特有の不定愁訴症状だとされていたが、最近は男女を問わず症状があらわれるようになった。男性の場合も、日常生活に支障をきたす症状が出て、ノイローゼ症状が悪化して死に至ることもある。しかし、やはり男性よりも女性に多い症状である。また、

最近は更年期障害が早くあらわれる傾向がある。閉経前後の時期に限らず、20代、30代でも類似した症状があらわれる傾向が顕著なのである。

鑑別法

年齢的に50～60歳代では、更年期障害だと特定しやすい。一方、20～30代で更年期障害と類似した症状が出ている場合は、うつ病や自律神経失調症と判断すべきである。西洋医学に基づく治療では、エストロゲン薬など投薬による治療を行うが、目覚ましい効果が出ないケースも多い。

治療のポイント

中枢神経のバランスを調節するとともに、肝、腎、心の経絡を調整する。精神的に怒りっぽくなって、肝実傾向となり、腎虚へと進む傾向が強いからである。更年期障害の患者は、下肢がだるい、冷えなどの症状があるので、気血の循環を良くするため、ふくらはぎに重点的に鍼による治療を施す。また、頸部と後頭部をマッサージする。灸による治療は必要ない。

なお、更年期障害の治療は、軽度な症状でも２～３カ月、重度の症状だと３カ月～半年ほどの治療期間が必要である。

20. 更年期障害

●治療法
【鍼による治療】
患者の姿勢：腹臥位、または背臥位

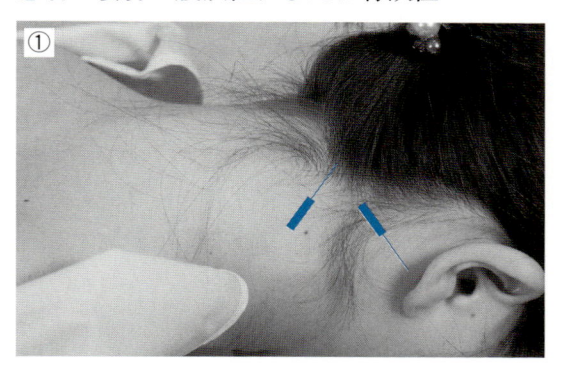

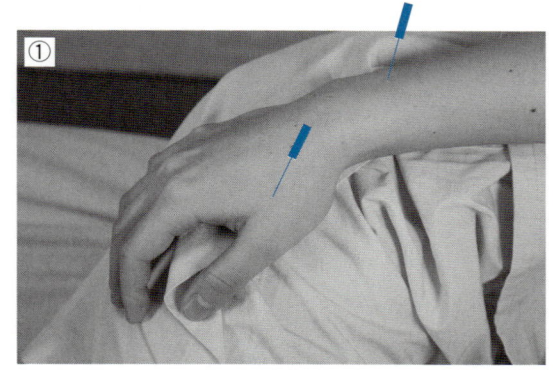

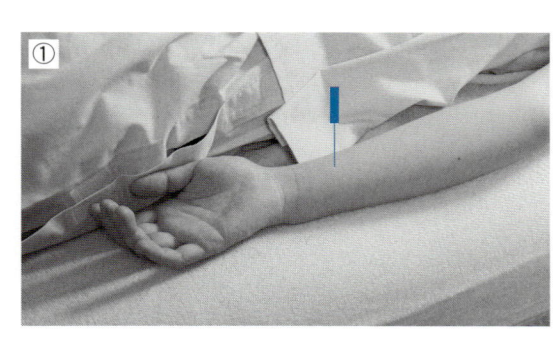

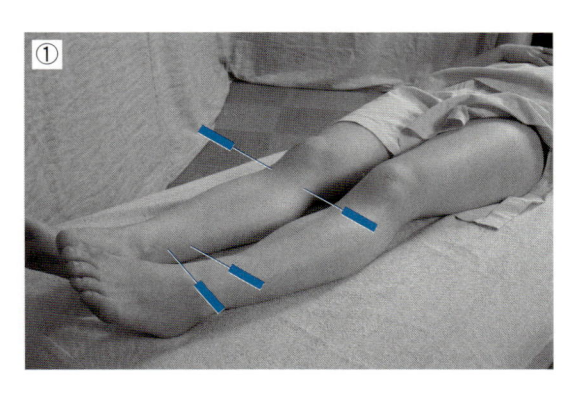

①翳風、風池（図20-1）、外関、合谷（図20-2）、内関（図20-3）、陰陵泉、陽陵泉、三陰交、復溜（図20-4）に直刺、または斜刺する。
深さ：1～2cm
置鍼時間：5～10分

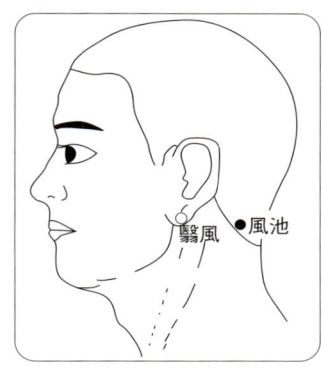

図20-1　翳風、風池

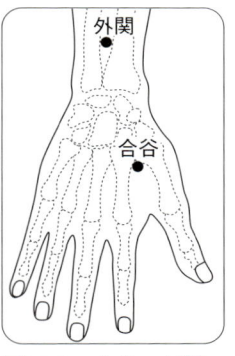

図20-2　合谷、外関（手背）

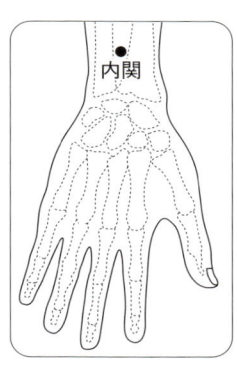

図20-3　内関（手掌）

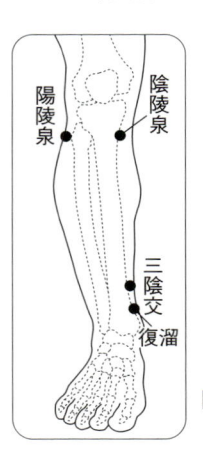

図20-4　陰陵泉、陽陵泉、三陰交（下腿前面）

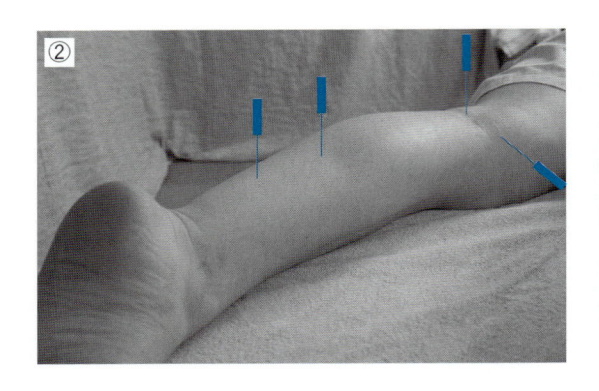

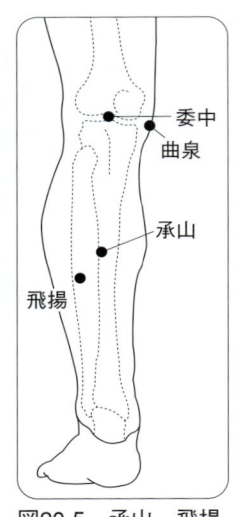

②承山、飛揚、委中、曲泉（図20-5）、その他、ふくらはぎなど下腿の阿是穴に直刺、あるいは斜刺する。
深さ：1～3cm
置鍼時間：5～10分

図20-5　承山、飛揚、委中、曲泉（下腿後面）

【あん摩・マッサージによる治療】
患者の姿勢：腹臥位

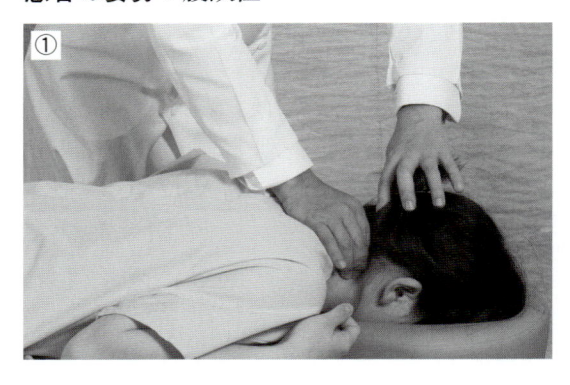

①術者は患者の後頸部に右手を当て、頸椎の棘突起の側面を右手の母指で軽く揉みほぐす。

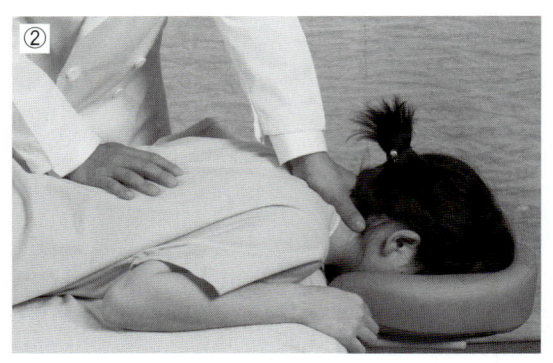

②更に棘突起のもう片側の側面を左手の母指で軽く揉みほぐす。

20．更年期障害

患者の姿勢：側臥位

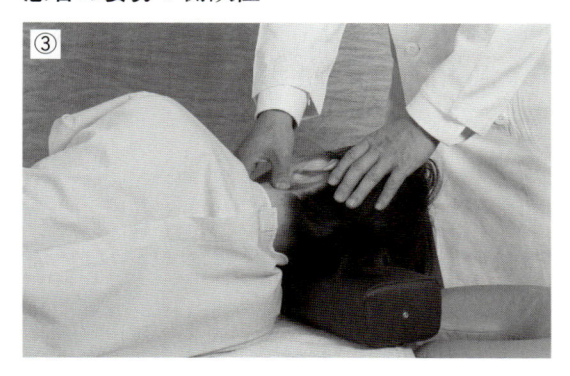

③術者は右手の母指を患者の頚部の左後方に当て、胸鎖乳突筋の後方を押し揉む。乳様突起から肩の下方まで、胸鎖乳突筋の後方をほぼ満遍なく押し揉んでいく。

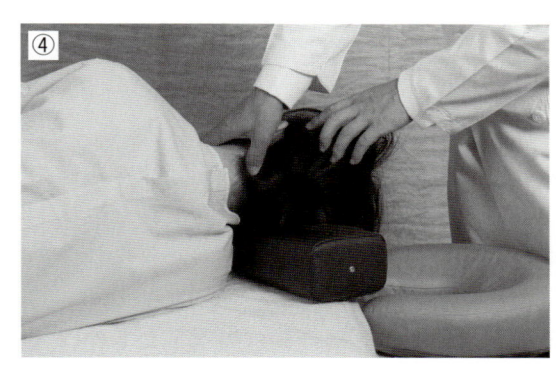

④術者は患者の左側の天柱（図20-6）に左手の母指を当て、顔部の方向に向けて持続的に押圧する。

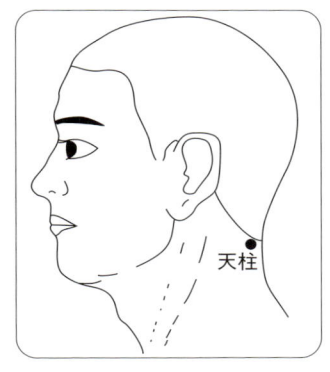

図20-6　天柱

⑤患者を反対側の側臥位にして、同様の手技（①〜④）を行う。

【患者へのアドバイス】

更年期障害の患者は、自律神経と運動神経のバランスが崩れているので、栄養のバランスのとれた食事、適度な運動、生活環境の改善などに関してアドバイスをして、自律神経と運動神経のバランスをとらせるようにしなければならない。特に、精神安定剤を服用している患者は、昼間からうたた寝をして、夜間に不眠に悩まされる傾向が強いので、昼間に寝ないよう、できるだけ適度な運動をするように指示する必要がある。

運動の種類は患者の体力を考慮しなければならないが、体力的に問題がなければ、軽いジョギングを勧めるべきである。患者の体力がジョギングに耐えられない場合は、早足でのウォーキングを指示する。ジョギング、ウォーキングなど有酸素運動は、食欲を増進させると同時に、血圧、コレステロール値、中性脂肪値などを下げる効果もある。しかも、気の流れも改善する。

ホルモンのバランスを改善するには、規則正しく食事をして、日々の活動に応じたカロリーを摂取する必要もある。また、更年期障害の患者は腸の消化機能も低下しているので、臍部を中心にした腹部を自分でマッサージするようアドバイスして、腹部を温めさせることも大切である。

●症例

女性　53歳　主婦
身長：153cm　**体重**：51kg
血圧：109／81
初診年月日：X年6月
主訴：ホットフラッシュ、不眠
その他の症状：肩こり、片頭痛
現病歴：閉経後、ホットフラッシュ、不眠などの典型的な更年期障害の諸症状があらわれるようになった。また、すぐにイライラするなど、心因性の要素も含まれた症状もあらわれていた。婦人科で治療を続けたが、さほど症状が軽減する兆候がみられなかったので、友人の紹介で治療院を訪れた。
鑑別診断：問診をしたところ、患者の訴える症状はいずれも閉経後に出現したものに間違いなかったので、更年期障害だと考えられた。
治療法：2日おきのペースで、翳風と風池、合谷、内関、外関、陰陵泉、陽陵泉、三陰交、承山、飛陽、委中などの経穴、ふくらはぎなど下肢の阿是穴に鍼による治療を施した。また、頸部と後頭部へのマッサージも併用した。

　また、薬の服用によって、昼間ついうたた寝をして、かえって夜寝つけない「入眠障害」に陥っているようなので、昼間は寝ないで、適度な運動を習慣化するようアドバイスした。

　1回の治療ごとに目覚ましい変化があらわれたわけではないが、治療の回数を重ねるにつれ、少しずつ症状は軽減し、3カ月で更年期障害によるすべての症状が軽快した。肩こりや片頭痛など、閉経よりかなり以前から悩まされていた症状も軽くなった。

21 冷え症

治療のワンポイントアドバイス

〔1〕天枢、関元、中極、大横に鍼による治療を施す。
置鍼時間：12分。
〔2〕関元に灸を施す。5壮、弱刺激。

　冷え症は思春期や更年期の女性に多い冷感で、全身が冷えるケースと、手足だけが冷える、腰部や腹部が冷えるなど部分的に冷えるケースがある。なかには頭痛、肩こりやめまい、動悸などの症状を随伴する場合もある。月経痛、月経不順、思春期のホルモンのバランスの崩れ、運動不足とそれに伴う運動神経の働きの低下と、血液の循環の低下、栄養不足などが原因で起こる場合もあるが、筋肉に血液を送る心臓のポンプ作用が低下して、末端に血液が行きわたらなくなって冷え症になる場合もある。

　また、貧血気味で冷え症になる場合、月経時の経血の量が多すぎて貧血を起こし、冷え症になるケースもある。原因が何であるにせよ、血液の供給が不十分な状態なのである。

治療のポイント

　内因としては自律神経やホルモン分泌の乱れ、精神的なストレスの蓄積、外因としては外の寒さ、冷房など、さまざまな原因が考えられるが、いずれにせよ血行が悪くなっているケースが多いので、血液の循環を改善する後頸部と頸部側面への温灸が効果的である（夜、足が冷たくて眠れない患者には、この後頸部と頸部側面への温灸が特に効果的である）。しかも、翳風、天窓、天容（図21-1）など頸部側面にある経穴に刺激を加えることは、自律神経の調節という面から考えても重要である。腹部に向かう自律神経は頸部側面から出ているため、この部位に刺激を与えて、腹部の内臓を支配する自律神経を調節することが、冷え症を根本的に治すことにつながるからであ

る。手足が冷えるからといって、手や足だけを刺激しても、あまり効果は得られないのである。

また、患者の皮膚の色が紫色になっている場合は、肝経、胆経の経穴も刺激すると、治療効果が高くなる。

精神的なストレスが関与する冷え症の場合は、ストレスによって自律神経のバランスが崩れることで、五臓六腑の働きも鈍くなり、陰と陽のバランスが崩れてくる。そこで、陰と陽のバランスを調整する方向で、治療を行う必要がある。特に、夜になると寒いのか、昼間が寒いのかを確認して、陽虚の場合は陽気を補うなど、患者の状態によって陰の側を調整するか、陽の側を調整するかを判断する。

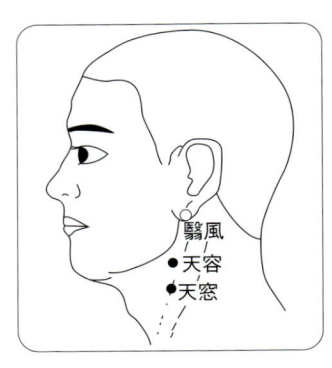

図21-1　翳風、天窓、天容

●治療法

【鍼による治療】

患者の姿勢：腹臥位、または背臥位

①天枢、関元、中極、大横（図21-2）に直刺、または斜刺する。

深さ：1〜3cm

置鍼時間：12分

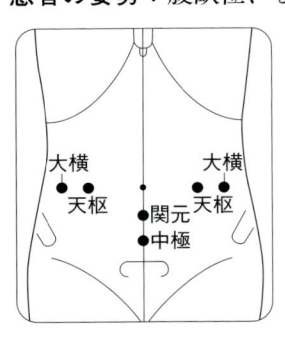

図21-2　天枢、関元、中極、大横（体幹前面）

②　(陰陵泉)

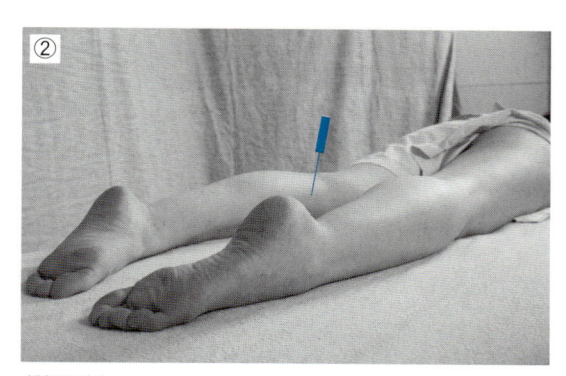

図21-3　陰陵泉、三陰交（下腿内側）

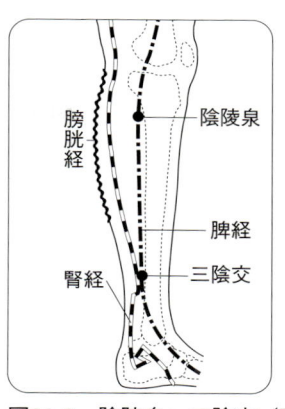

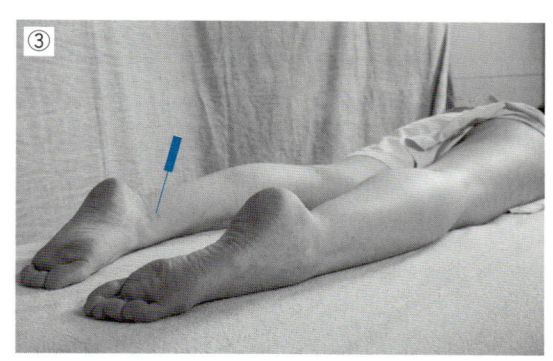

②陰陵泉（図21-3）を直刺して、臓腑の調整をする。特に臓を補って、腑を瀉す。
深さ：1.5cm
置鍼時間：5〜10分

③　(三陰交)

③患者の冷える部位、冷えがひどい時間帯など、冷えの性質に応じて三陰交（図21-3）、その他、膀胱経、腎経、脾経（図21-3）などの経穴に直刺する。
深さ：1.5cm
置鍼時間：5分〜10分

【灸による治療】

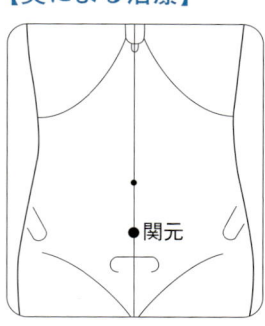

関元（図21-4）に灸を施す。5壮、弱刺激。

図21-4　関元（体幹前面）

【鍼と灸による治療】

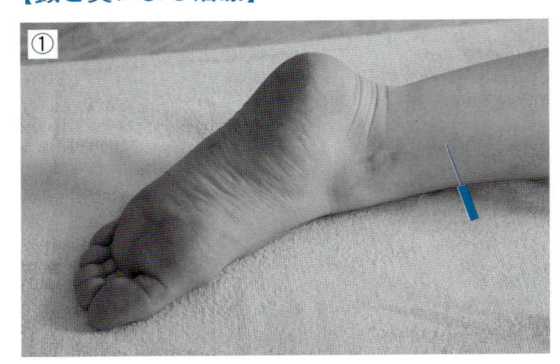

①冷え症に月経痛の症状を抱える患者に対しては、三陰交（図21-5）、血海（図21-6）、合谷、外関（図21-7）、翳風（図21-8）、飛揚（図21-9）に鍼による治療を行う。

直刺。

深さ：1〜2.5cm

置鍼時間：12分

更に後頚部と頚部側面へ温灸を施す。

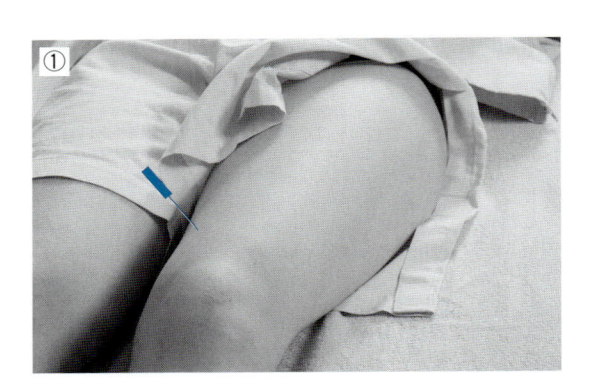

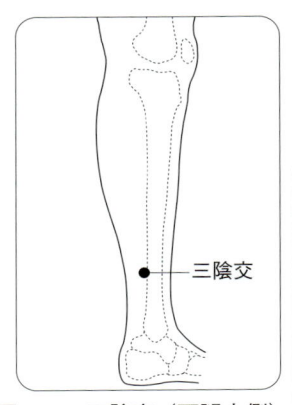

図21-5　三陰交（下腿内側）

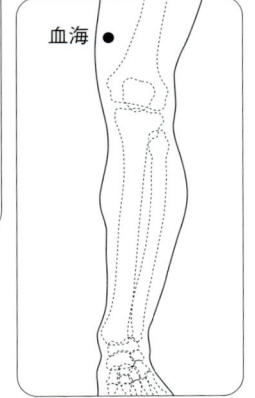

図21-6　血海（下腿前面）

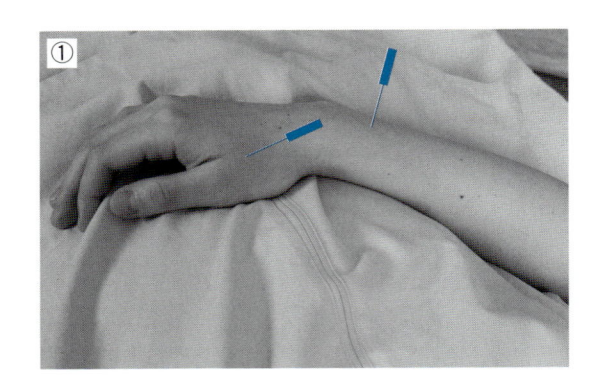

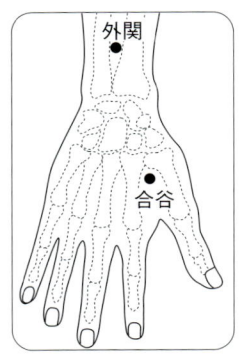

図21-7　合谷、外関（手背）

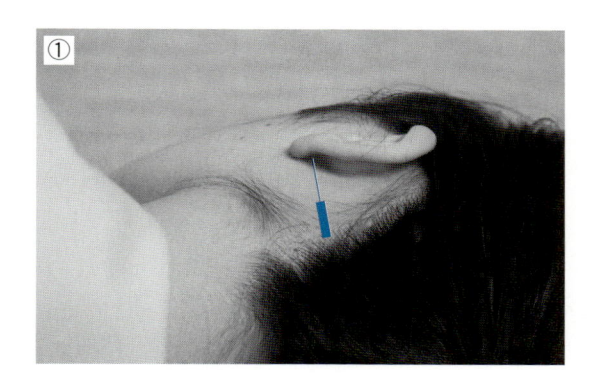

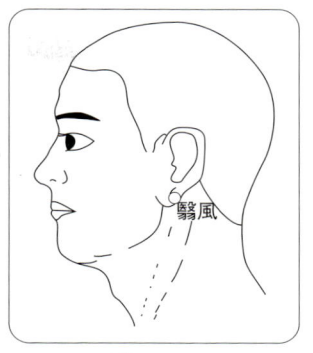

図21-8　翳風

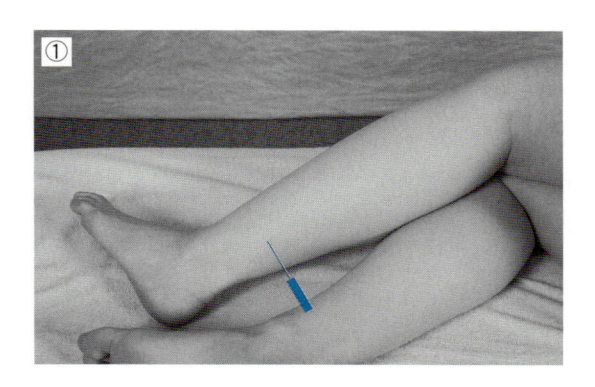

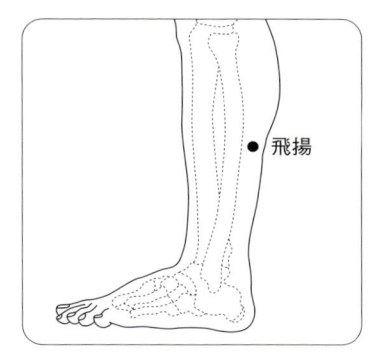

図21-9　飛揚（下腿外側）

【患者へのアドバイス】

　睡眠時間が少ない、生活が乱れて寝る時間が不規則になっている患者に対しては、規則正しい睡眠をとるようにアドバイスする。また、無理なダイエットなどで、栄養不足に陥っている患者に対しては、十分な栄養を摂取するよう勧める必要がある。また、運動不足が原因の一つだと認められる患者に対しては、運動不足を解消するよう、適度な運動を指示することも必要になる。

●症例

女性 48歳　主婦
身長：163cm　**体重**：51kg
血圧：121／83
初診年月日：X年8月
主訴：足が冷たくて、夜眠れない
現病歴：夜、下半身が冷え、特に足が冷えるので、なかなか寝つけなかった。若いころから、この症状を抱え、辛い思いをしてきたのだが、病気という意識はなく、体質だと思って諦めていた。しかし、以前に冷え症が治った友人に勧められて来院した。
治療法：2日おきのペースで、関元、及び後頚部と頚部側面に温灸を施す温熱療法と、天枢、関元、中極、大横に対する鍼による治療を併用した。

　また、運動不足が原因の一つだと思われたため、適度な運動を勧めた。患者も、アドバイスに従って、ウォーキングなど体力に合った運動を始めた。

　やがて治療の積み重ねと当人の努力が実って、10回目の治療が過ぎたころから症状が大幅に改善され、1カ月半で下半身の冷えは解消。入眠障害も解消して、熟睡できるようになった。

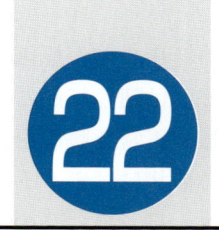

22 不眠症

治療のワンポイントアドバイス

瘂門、百会に重点的に鍼による治療を施す。置鍼時間：12分
湧泉に、温灸を行う。5壮、弱刺激。
患者の症状に応じて、＜治療法＞に書かれた治療法を適用する。

不眠症は、症状によって以下の5つのタイプに分類される。
①寝つきが悪い「入眠障害」、②ぐっすり眠れない「熟眠障害」、③夜中に何度も目が覚める「中途覚醒」、④朝の目覚めが早すぎて睡眠時間が不十分な「早朝覚醒」、⑤寝覚めが悪い「覚醒障害」、の5つのタイプである。

不眠症のタイプはさまざまだが、どのタイプも自律神経のバランスが崩れている点は同じである。仕事や家事など活発に行動する、緊張を持続すべき時間と、リラックスをして休息すべき時間の切り替えができない。つまり、交感神経と副交感神経の切り替えができないから、眠れないのである。そして、自律神経の切り替えができないということは、自律神経の働きを支配するホルモンのバランスが崩れているのである。

このように考えると、睡眠薬や酒に頼って眠るのは問題である。それは薬や酒の力を借りて眠るだけで、交感神経と副交感神経の切り替えはできていない、つまり、根本的な解決にはなっていないからである。

親しい人の死など不幸な出来事、職場の環境の変化、職場や近所の人間関係の軋轢、外の騒音など、実にさまざまなことが誘因となって、人間は不眠になる。従って、一時的な不眠は、誰もが経験したことがあるといっても過言ではない（大人だけでなく、子供も不眠を経験することはある）が、翌日になると、あるいは数日後には熟睡できるようになる一過性の不眠は、「機会性不眠」と呼ばれるもので、いわゆる不眠症ではない。しかし、この一時的な不眠が不

眠症のきっかけとなる場合もある。

なお、不眠症には、躁うつ病、統合失調症、神経症などが原因となって起こる不眠症と、腫瘍、内出血、疼痛などに付随して起こる不眠症もある。花粉症が呼吸器官に影響を及ぼして正常な睡眠を妨げ、不眠を招くこともある。また、更年期障害の症状にはホットフラッシュ、腰痛、足腰の冷えの他に、不眠がある。目、鼻、耳の疾患で、不眠症になるケースもある。このように、さまざまな疾患が原因となって不眠に悩まされる二次性の不眠症と、不眠を招く病気もなく、特に精神的な緊張を強いる誘因もないのに、発症するケースもある。

鑑別法

目、鼻、耳は密接な関係がある。不眠症は直接的には目、鼻、耳の疾患ではないが、例えば三半規管の中で内リンパ液の圧が高くなる（メニエール病）と、睡眠にも影響して不眠症を招く場合もある。また、眼科系や耳鼻咽喉系の疾患や機能の低下が、睡眠に微妙な影響を及ぼす場合もあるので、目、鼻、耳の状態をチェックして、目、鼻、耳のどれかが原因になっていないか確認しなければならない。そして、目、鼻、耳の機能に異常が認められた場合は、まず不眠症の原因となっている目、鼻、耳の症状から治療する必要がある。

その他の疾患、腫瘍、内出血などが原因となって、交感神経と副交感神経の切り替えができなくなっているケースもあるので、それらの点も確かめなければならない。

治療のポイント

不眠症の患者は極度の食欲不振、または逆に過食気味になって、栄養のバランスが崩れ、消化機能が低下しているケースが多い。従って、瘂門（図22-1）、翳風（図22-6）、四白、印堂、百会（図22-7）など頭顔面部に点在する経穴、大腸兪、肝兪、胆兪、身柱（図22-2）など脊柱の周囲にある経穴に鍼による治療を施し、中枢神経を刺激して、正常な食欲と栄養のバランスを回復させる必要がある。また、水分、中脘、天枢、関元（図22-5）など腹部にある経穴への刺激も効果的である。

また、目、鼻、耳の疾患と関連性が認められた場合は、目、鼻、耳とつながる経絡上の経穴を刺激して、原因となる疾患の治療を行わなければならない。

いずれにせよ、不眠症の原因は患者によって大きく異なるので、患者の不眠の原因を考慮して、幅広い観点からケース・バイ・ケースで選穴する必要がある。不眠症

の治療には一律の選穴はない。個人の症状と原因に合わせて、経穴を選ぶ必要がある。

●治療法
【鍼による治療】
患者の姿勢：腹臥位

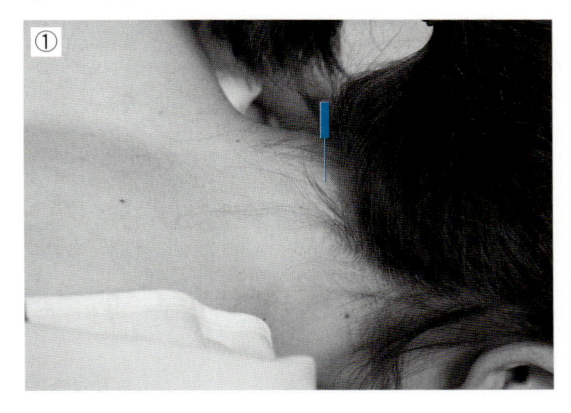

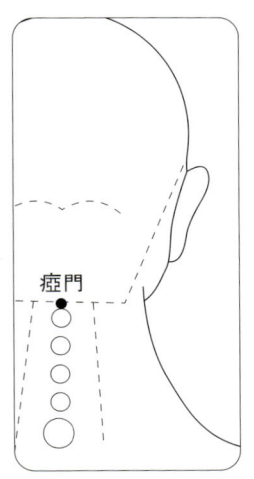

①瘂門（図22-1）、命門、大腸兪、肝兪、胆兪、身柱（図22-2）などの経穴に直刺、または斜刺する。
深さ：1～1.5cm
置鍼時間：12分

図22-1　瘂門（頭部後面）

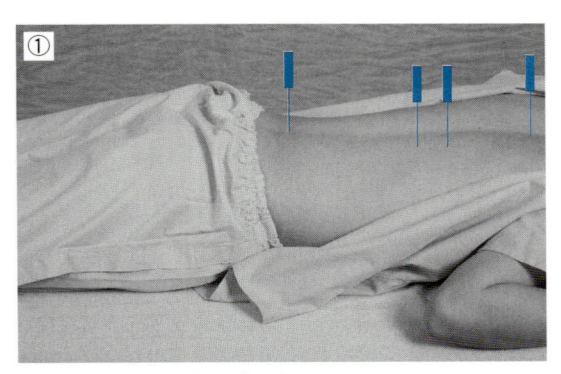

（身柱、肝兪、胆兪、命門）

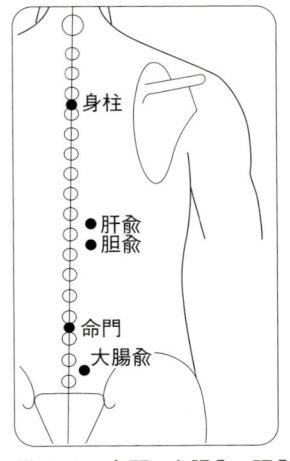

図22-2　命門、大腸兪、肝兪、胆兪、身柱（体幹後面）

患者の姿勢：腹臥位または背臥位

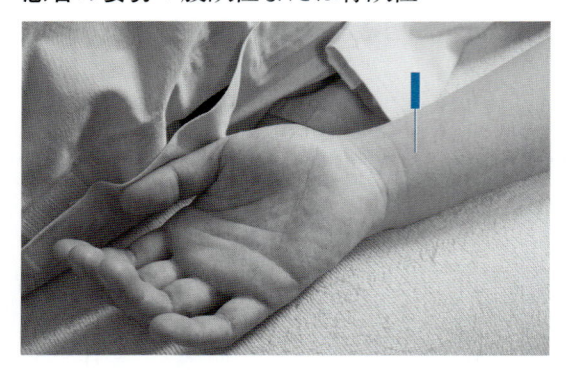

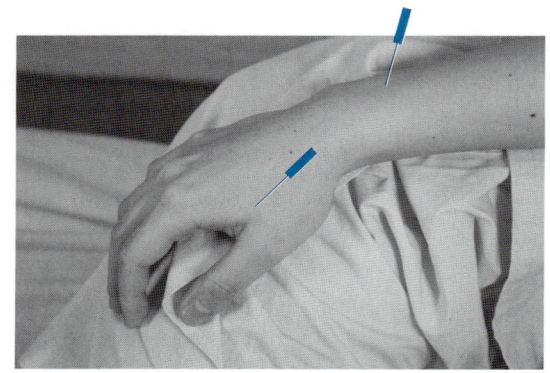

②内関（図22-3）、外関（図22-4）、水分、中脘、天枢、関元（図22-5）に直刺する。

深さ：1～2.5cm

置鍼時間：8分

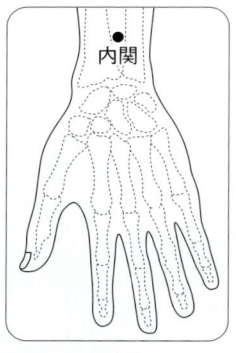

図22-3　内関（手掌）

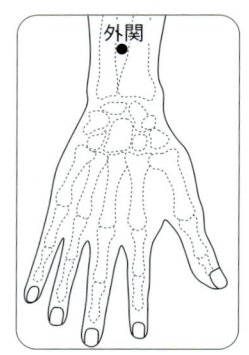

図22-4　外関（手背）

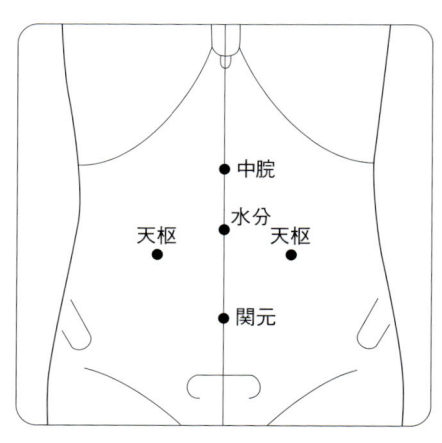

図22-5　水分、中脘、天枢、関元（体幹前面）

22. 不眠症

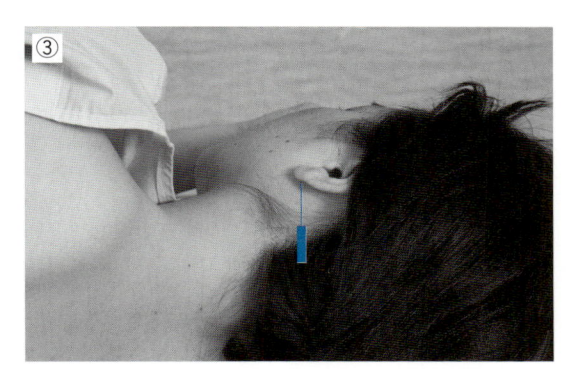

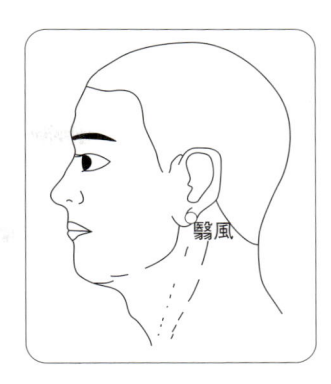

③翳風（図22-8）に直刺する。
深さ：1～2 cm
置鍼時間：12分

図22-6　翳風

④四白、印堂、百会（図22-7）に直刺、または斜刺する。直刺の場合は深さ0.5cm。斜刺の場合は深さ1.5cm。置鍼時間：12分

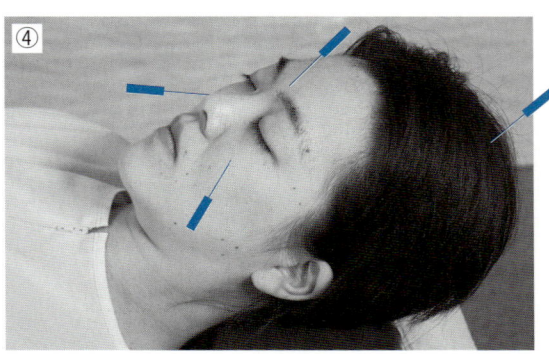

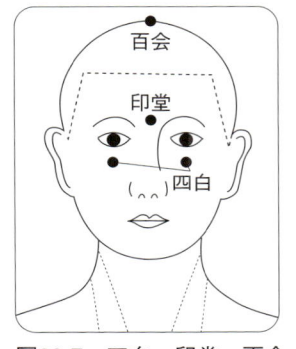

図22-7　四白、印堂、百会

⑤養老（図22-8）、中脘（図22-5）、足三里（図22-9）、陰陵泉（図22-10）に直刺する。
深さ：1～2 cm
置鍼時間：12分

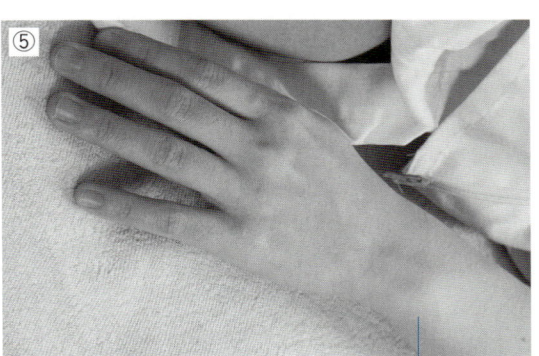

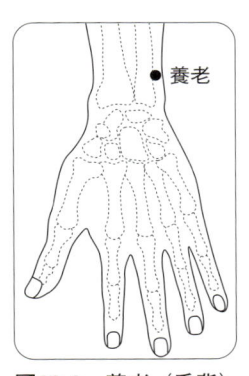

（養老）

図22-8　養老（手背）

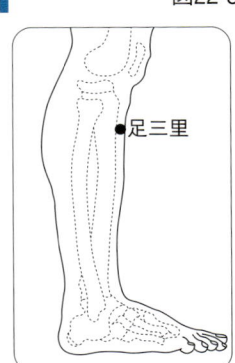

図22-9　足三里（下腿外側）

130　第5章　その他の疾患

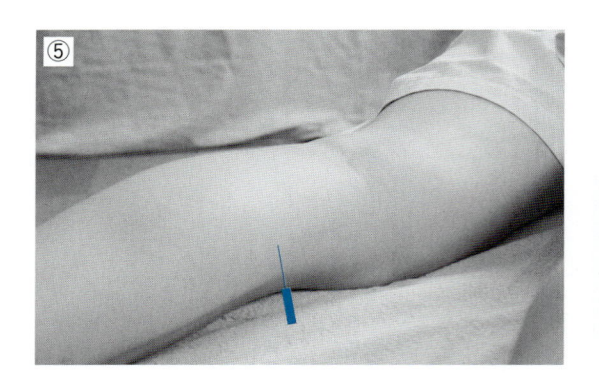

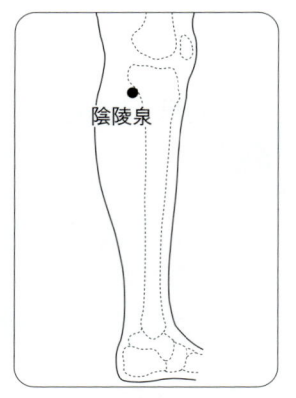

⑤

図22-10　陰陵泉（下腿内側）

【温灸による治療】
患者の姿勢：腹臥位、または背臥位

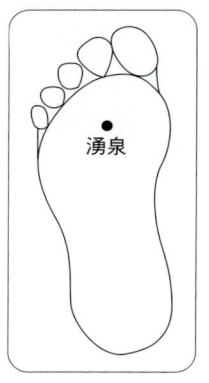

図22-11　湧泉

湧泉（図22-11）に温灸を行う。
時間：2〜5分

【患者へのアドバイス】
　なるべく薬や酒に頼らず、入眠するように心掛ける。バランスよく栄養を摂るよう、特にビタミンを摂取するよう患者にアドバイスすべきである。また、不眠症の患者は昼間うたた寝をするケースが多いので、昼間寝ないように指示する必要もある。

●症例

女性 53歳 主婦
身長：156cm **体重**：49kg
血圧：110／78
初診年月日：X年9月
主訴：寝つきが悪い、熟睡できない
その他の症状：冷え症、肩こり
現病歴：若いころから長年、入眠障害（寝つきが悪い）と、熟眠障害（夜中に何度も目覚めて、熟睡できない）に悩まされてきた。近所のクリニックで睡眠薬をもらって飲んでいた時期もあるが、目覚ましい効果はなかった。その後は半ば諦めて、不眠の症状に悩まされながら暮らしてきたが、鍼灸の治療で改善することが可能だと知って、治療院を訪れた。
鑑別診断：長年、冷え症にも悩まされ、足が冷えて、夜なかなか眠れないというので、冷えからくる入眠障害だと思われた。問診と触診の結果、眼科系や耳鼻咽喉系の疾患ではないことが明らかになったので、鍼と温灸による治療で冷え症と不眠症を治すことにした。また、消化機能の低下が顕著だったので、バランスよく栄養をとるように患者にアドバイスした。
治療法：週2回のペースで、瘂門、翳風、四白、印堂、百会への鍼による治療、消化器系とつながった大腸兪、肝兪、胆兪、身柱などへの鍼による治療に、湧泉への温灸を併用して治療を続けたところ、徐々に症状は改善され、半年後にほぼ完治。かなり熟睡できるようになった。

　消化器系とつながった経穴へ重点的に施術したこと、患者が食生活を改善する努力を重ねたことが安眠、熟睡への扉を開いたのである。
現在の状態：その後、不眠症の治療は行っていないが、入眠障害と熟眠障害はほぼ解消し、冷え症も大幅に改善された状態が続いている。

23 頭痛

治療のワンポイントアドバイス
百会、太陽、角孫への刺鍼の方向が、重要なポイントである。

　慢性頭痛の中で最も多い疾患が片頭痛である。片頭痛は文字通り、頭の片側だけが突然ズキズキ、またはガンガンと痛む頭痛で、毛細血管が圧迫されて血液の循環が悪くなることによって痛みが生じる。あるいは、脳の血管が拡張することによって、頭痛が生じる。片頭痛は発作的に起こるが、直前に視界がチカチカするなどの前兆があらわれる場合が多い。頭痛が始まって2、3時間で症状が軽快するケースもあれば、2、3日痛みが持続するケースもある。片頭痛は月に1、2回、または週に1回ぐらいの頻度で起こり、吐き気や悪心、めまいなどを伴う場合もある。

　緊張型頭痛も慢性頭痛の一種で、後頸部から後頭部の筋肉が緊張して起こる頭痛である。この緊張型頭痛は、頭を押さえつけられるような鈍痛が生じる。長時間頸部を前屈気味にして仕事を続けるなどによって、後頸部の筋肉が伸張を強いられ、緊張して痛みが生じる頭痛なので、当然頸部や肩のこり、眼精疲労などを伴うケースが多い。

　片頭痛も緊張型頭痛も、精神的なストレスが原因となりやすい。

　その他、脳出血、脳腫瘍、くも膜下出血など、生命の危機に直結する疾患によって起こる頭痛、風邪などのウイルス性疾患による頭痛、高血圧症による頭痛、月経時に起こる頭痛（月経困難症）、緑内障や目の炎症、副鼻腔炎、中耳炎などによって引き起こされる頭痛もある。また、打撲など頭部の外傷、むち打ち損傷の後遺症で頭痛が続くこともある。

鑑別法

　片頭痛は頭の片側にだけ症状があらわれる頭痛なので、まずこの点を問診の時に患者に確認する必要がある。例えば、高血圧症による頭痛などは、頭部の片側だけに痛みが生じるケースは少ない。従って、痛みが頭部の片側にだけ出現している場合は、片頭痛だと思ってほぼ間違いない。しかも、片頭痛は顔面のどこかに痛点があるので、触診で確かめると、更に正確な診断が下せるのである。

　また、三叉神経痛も頭痛を伴う場合があるが、極めて稀なケースにすぎないし、頭痛を伴う場合もさほどひどい痛みではない。患者を悩ませている主要な症状は頬から顎の周囲の剃刀で切られるような痛みであり、その痛みが激烈なため、術者は患者の顔面に触ることもできない場合が多い。この鋭利な痛みに比べれば、頭痛は二次的な症状でしかないのである。

　片頭痛のうち、毛細血管が圧迫されて起こる片頭痛は、顔面の片側の知覚がいくぶん鈍くなったり、動きが鈍くなる傾向がある。一方、脳の血管の拡張によって起こる片頭痛は、口の周りに痙攣が生じる場合が多い。

　また、緊張型頭痛は、第2頚椎や第3頚椎の周囲がこりやすい。

　吐き気、嘔吐、意識障害、言語障害、運動障害を伴う頭痛は、脳出血、脳腫瘍、くも膜下出血などの疑いがあるので、直ちに病院に向かわせるよう手配すべきである。このような一刻を争う危険性の高い症状の患者に対して、通常の慢性頭痛の感覚で、安易に治療を行うことは慎まなければならない。

　しかし、日常的に起こる慢性的な頭痛に対しては、的確な診断を下して対処すれば、かなり高い治療効果を期待できる。大切なことは、問診や触診によって、頭痛のタイプを的確に把握することである。

治療のポイント

　主な原因が精神的なストレスである頭痛に対しては、鍼灸による治療は極めて効果的である。

　月経困難症の症状の一つとして出現する頭痛に対しては、頭痛だけを軽減する治療ではなく、月経困難症全体を治していく方向で治療する必要がある。

　瘂門、風池、天柱、大椎（図23-1）、百会、太陽、角孫（図23-2）など、まず頭痛が発生する頭部の経穴を刺激する。しかし、経穴だけにこだわるのではなく、頭部を走行する経絡を重視して、その走行ルートを考慮した治療を行うべきである。

　なお、脳圧が高くなって、くも膜下出血などを引き起こすことがないよう、後頭部には強い刺激は避け、なるべくソフトな刺激を心掛ける。治療が功を奏して痛みが軽減し患者がさらに強い刺激を求めても、その危険性をきちんと説明して、慎重に治療を行う必要がある。また、高血圧症の患者に対しても、強い刺激は避ける。

●治療法

【鍼による治療】

患者の姿勢：側臥位

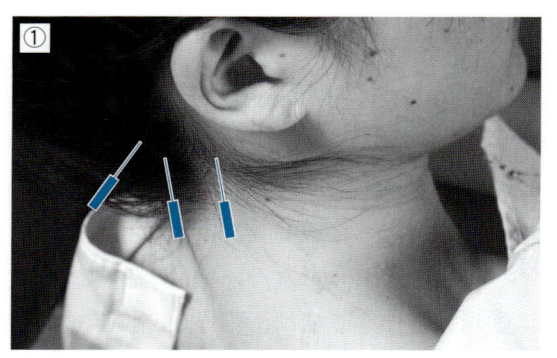

（瘂門、風池、天柱）

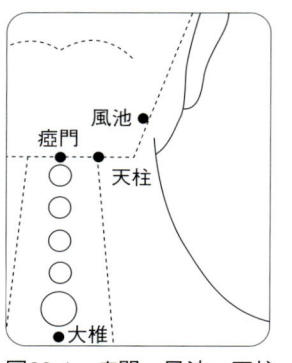

図23-1　瘂門、風池、天柱、大椎（頭部後面）

①頭部—瘂門、風池、天柱、大椎（図23-1）、百会、太陽、角孫（図23-2）に経絡の走行に沿って刺鍼する。
深さ：1〜1.5cm
置鍼時間：5〜10分

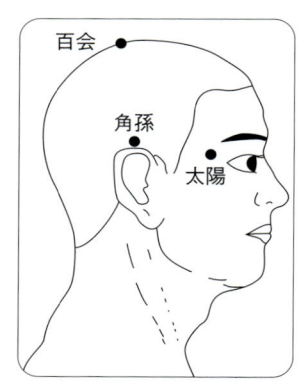

図23-2　百会、太陽、角孫

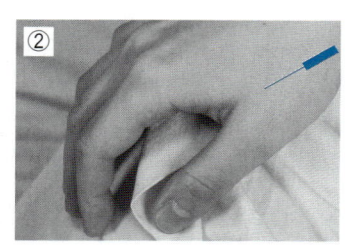

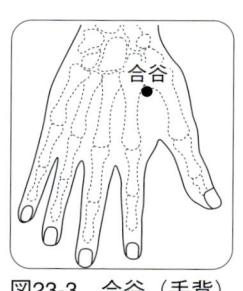

図23-3　合谷（手背）

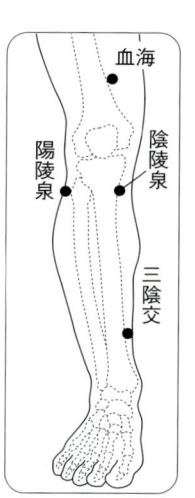

図23-4　陰陵泉、陽陵泉、三陰交、血海（下腿前面）

②四肢—合谷（図23-3）、陰陵泉、陽陵泉、三陰交、血海（図23-4）に直刺、または斜刺する。
深さ：1〜2cm
置鍼時間：5〜10分

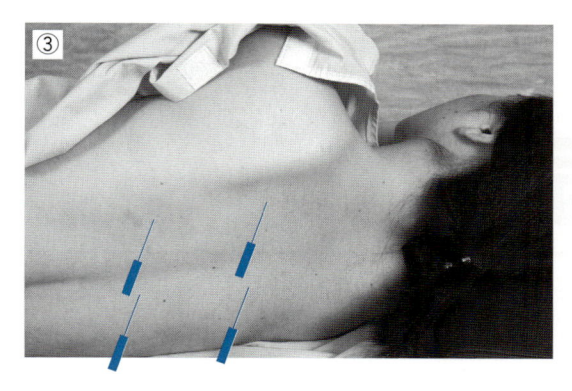

③背部：心兪、胆兪（図23-5）に直刺、または斜刺する。
深さ：1～1.5cm
置鍼時間：5～10分

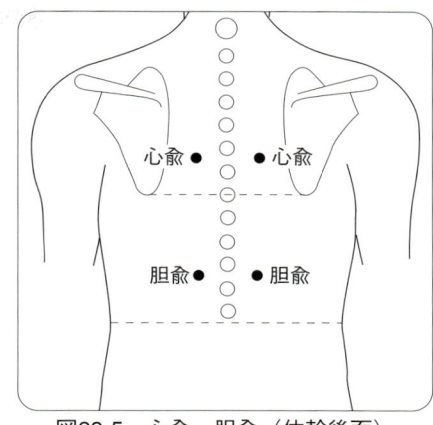

図23-5　心兪、胆兪（体幹後面）

● 症例

女性　39歳　会社員
身長：160cm　体重：51kg
血圧：128／75
初診年月日：X年7月
主訴：頭痛
現病歴：1年前から、慢性的な頭痛に悩まされてきた。近所の医院で薬をもらったり、市販の薬を買って飲んでみたが、いずれもあまり効果はなく、同僚の紹介で治療院を訪れた。
鑑別診断：触診で確かめると、後頚部がかなりこっていた。聞いてみると、仕事は大半がデスクワークで、長時間頚部を前屈気味にして仕事をしていることが分かった。また、精神的なストレスが原因で、常に睡眠不足気味だという話であった。最近打撲やむち打ち損傷を受けた記憶はなく、顔面に痛みはないので三叉神経痛の可能性もなかった。これらの点から総合的に考えて、後頚部の筋肉の緊張、及び精神的なストレスが原因で起こる緊張型頭痛だと思われた。
治療法：1日おきのペースで、頭部と頚部の瘂門、風池、天柱、大椎、百会、太陽、角孫への鍼による治療、及び合谷、陰陵泉、陽陵泉、三陰交、血海、心兪、胆兪へも鍼による施術を続けたところ、3週間で症状はかなり軽減し、1カ月後にはほぼ完治した。

24 糖尿病

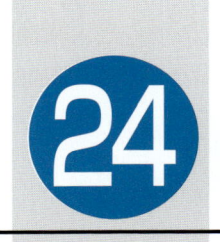

治療のワンポイントアドバイス

食事療法を中心にした生活指導が、最も重要である。また、灸による治療は禁忌である。鍼のみによる治療が望ましい。

食後、血糖値が上昇した時に膵臓から分泌され、血糖値を下げる働きをするホルモンがインスリンだが、砂糖の入った菓子類の食べすぎ、または糖質が多く含まれた穀類、芋類などを含めた糖分の摂取が過剰で、やがて膵臓が疲弊して、インスリンの分泌が低下し、血糖値が慢性的に上昇した状態を糖尿病という。原因として考えられるリスクファクターは、過食と糖質の過剰な摂取の他、運動不足、肥満、加齢、過度の飲酒、精神的なストレスなどである。

初期の段階ではほとんど自覚症状がないが、やがて喉の渇きと水分の多飲、多尿、尿が甘く匂うなどの症状が出現する。これらの症状があらわれても、放置していると、動脈硬化を進行させ、脳梗塞、狭心症、心筋梗塞、あるいは閉塞性動脈硬化症による足の壊疽、糖尿病性網膜症など、危険な合併症を引き起こす。

飽食の時代の訪れとともに、糖尿病の患者は増加の一途をたどり、現在では40歳以上の10人に1人が糖尿病の患者だといわれている（治療中の患者だけでも200万人を超えているという）。

治療のポイント

まず消化器系の内臓の周囲、及び胃経や大腸経など消化器系の経絡の経穴へ鍼による治療を施す。消化器系を刺激することで、食べたものをよく消化させることにより、血管内の糖代謝の改善を促すのである。その際、内臓全体のバランスを考慮して、消化器系以外の内臓とつながった経絡へのアプローチも試みる必要がある。糖尿病は全身をめぐる血液中の糖質の量が過剰なため、特定の部位だけでなく、全身に影響が

及ぶ疾患で、合併症も身体のあらゆる部位に飛び火する。従って、内臓全体のバランスを考慮しなければならないのである。また、すでに合併症を引き起こして、他の内臓の機能が低下していないかをチェックして、膵臓と他の内臓のバランスも考えて調整していく必要がある。頭部の後面と側面の経穴に施術して、中枢神経を刺激するのも効果的である。

なお、灸を施すと化膿しやすいので、糖尿病の患者に対しては灸による治療は禁忌である。

●治療法

【鍼による治療】

患者の姿勢：背臥位、または腹臥位

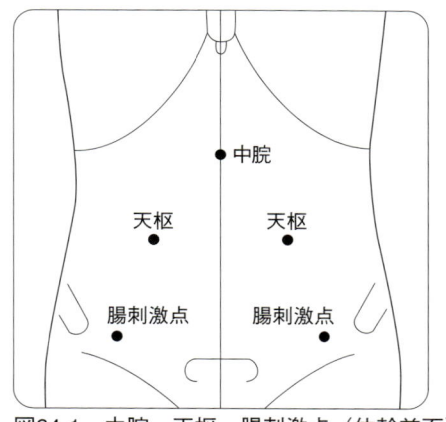

図24-1　中脘、天枢、腸刺激点（体幹前面）

① 中脘、天枢、腸刺激点（図24-1）を直刺で刺激する。
　深さ：1～2cm
　置鍼時間：5～10分

② 中枢神経への刺激は頭部後面—天柱、風池、瘂門（図24-2）に直刺、または斜刺する。
　深さ：1～1.5cm
　置鍼時間：10～20分

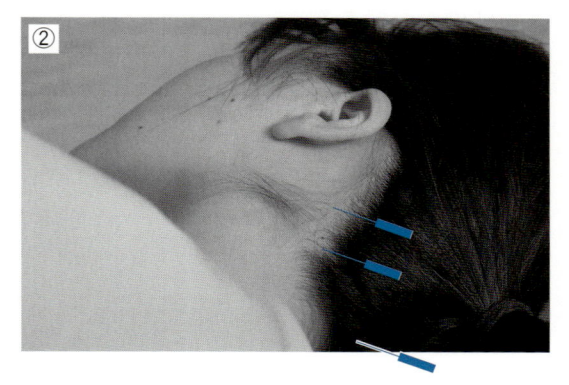

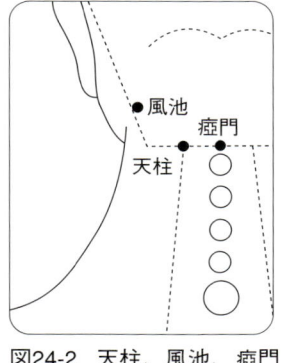

図24-2　天柱、風池、瘂門（頭部後面）

③ 頭部側面—翳風、頬車（図24-3）に直刺する。
深さ：1〜2cm
置鍼時間：10〜20分
阿是穴の人中（図24-4）に直刺、承漿（図24-4）斜刺する。
深さ：0.3〜0.5cm
置鍼時間：10〜20分

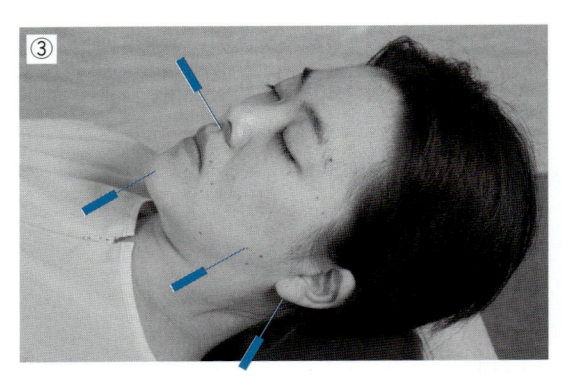

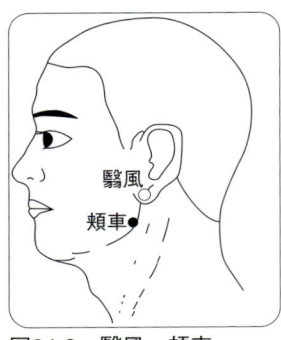

図24-3　翳風、頬車

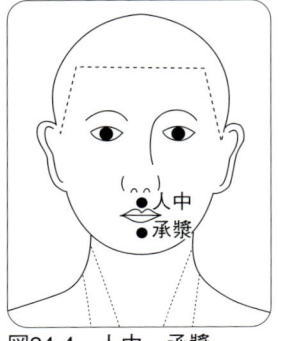

図24-4　人中、承漿

【生活指導】

　糖尿病の治療には、運動療法と食事療法が欠かせない。従って、適度な運動をすることを勧めるとともに、摂取カロリーを減少させること、特に甘い物を食べすぎないよう指示するなど、日常生活に関する適切なアドバイスをする必要がある。また、セロリジュースを毎日150ml〜300ml飲むと、血糖値の改善にかなり効果が高いので、セロリジュースの摂取を勧めることも有効な方法の一つである。

●症例

男性 69歳 公務員
身長：178cm **体重**：74kg
血圧：160／90
初診年月日：X年9月
主訴：喉の渇き
その他の症状：立ちくらみ
現病歴：40代の後半から、定期健診のたびに血糖値と血圧が正常値よりやや高いと指摘されてきたが、さほど気に留めていなかった。60代に差しかかるころから、血糖値と血圧が正常値をかなり上回ったので、すぐに治療を受けるべきだと指摘されたが、まったく症状が出ないため、あまり気にせず放置していた。だが、約1年前から喉の渇き、体がだるい、疲れやすいなど明確な症状があらわれ、血糖値も大幅に上昇したので、さすがに危機感を抱いて近所のクリニックに通い、内服薬を飲むようになった。しかし、自分で期待したほど症状が改善されない気がして、友人の紹介で治療院を訪れた。
鑑別診断：問診で確認すると、薬は服用するようになったが、食事療法はまだ不十分で、運動療法にはまったく手をつけていない状態だと分かった。
治療法：週に2回のペースで、胃経など消化器系とつながった経穴と、頭部と顔面の経穴（天柱、風池、瘂門、翳風、頬車など）への鍼による治療を開始するとともに、摂取カロリーをもっと減らすこと、甘い物を食べすぎないこと、適度な運動を行うこと、セロリジュースの摂取などをアドバイスした。

　約半年の治療で喉の渇き、立ちくらみなどの症状は軽快した。また、血糖値と血圧もかなり下がって、正常値に近づいた。患者が以前より熱心に食事療法、運動療法に取り組むようになったこともプラスに働いた結果である。
現在の状態：症状はなくなり、血糖値と血圧も正常値に近づいたが、まだ完治したと安心できる状態ではないので、薬の服用は続けているという。

25 眼精疲労

治療のワンポイントアドバイス

鍼と灸による治療で、血液の循環を改善する。また、患者に適度に目を休ませるようアドバイスをすることが重要である。

　眼精疲労は、本を読む、パソコンやテレビの画面を長時間見るなど目を酷使することによって起こる場合と、遠視が原因で起こる場合がある（遠視の場合は、もともと近くの物が見えにくい上に、40代から目の調整力が衰えるため、目の疲れがひどくなるのである）。乱視や老眼が原因で、眼精疲労になるケースも多い。また、頚部の筋肉のこり、精神的なストレス、過労、睡眠不足、体調不良なども原因となる。
　一方、角膜炎、結膜炎、白内障、緑内障など、目の病気に付随して起こる眼精疲労や、脳腫瘍、貧血などによる眼精疲労もある。
　症状としては、目が疲れる、目がかすむ、眩しい、物が二重に見える、目の奥が痛むなどの目の症状の他、頭重感、頭痛、めまい、肩こりなどの症状を随伴するケースもある。
　また、環境性の眼精疲労もある。大気中には花粉、化学物質など、さまざまな有害物質が浮遊していて、しかも目に付着しやすい。現代社会に生きている以上、これらの有害物質の影響も考慮しなければならない。

鑑別法

　眼精疲労の患者は、血液の循環が悪いので、目が充血している。また、眼球を動かす筋肉（上直筋、下直筋、内側直筋、外側直筋、上斜筋、下斜筋）が疲れているので、あまり上下、左右に眼球が動かず、眼球の動きが鈍くなっている傾向がある。
　眼精疲労の患者は、肩甲骨の内縁がこっているケースが多く、頚部では風池（図

25-4）の周囲が非常にこっている。

　東洋医学では、肝は目に開竅するという。目の疲れた感じだけでなく、目の奥が痛い場合も、眼精疲労の症状だと思われがちだが、この症状は単なる眼精疲労とは限らない。それは肝臓の疲れ、肝機能の低下をあらわすサインである。この点を、必ず問診で確かめる必要がある。しかも、肝機能が低下すると、緑内障、白内障など目の疾患も加速度的に進行を早めるケースがあるので、この点も注意して丁寧な問診を心掛ける。

治療のポイント

　長時間目を酷使して、目の周囲の筋肉が疲弊し、血液の循環が悪くなった目の過労ともいうべき眼精疲労は、鍼灸による治療でかなり効果を上げることができる。特に、睛明と四白（図25-2）は目の充血や痛みに、胆兪（図25-1）はさまざまな顔面の症状に効果的な経穴である。眼精疲労は肝臓の疲れ、肝機能の低下に起因している場合も多いので、肝兪（図25-1）への施術も欠かせない。目の症状を軽減するだけでなく、機能の弱まった内臓の状態を改善し、根本的に治していくことが望まれるのである。そのため、患者の症状によっては、食事療法や薬による治療と併用する必要もある。また、鍼灸による治療法の他に、患者が自分で目の周囲をマッサージする方法が必要である。

●治療法

【鍼による治療】

患者の姿勢：側臥位または背臥位

①肝兪、胆兪（図25-1）、睛明、四白（図25-2）に直刺、あるいは斜刺する。
　深さ：1～1.5cm
　置鍼時間：10～30分

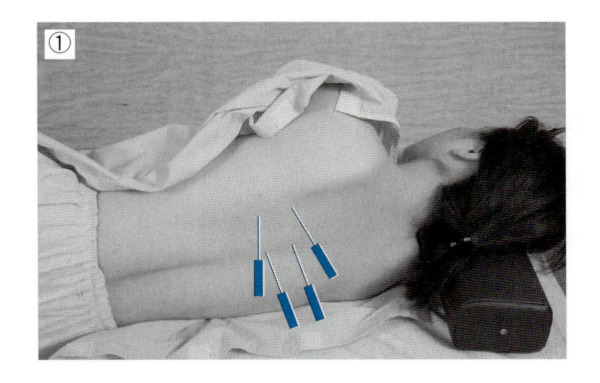

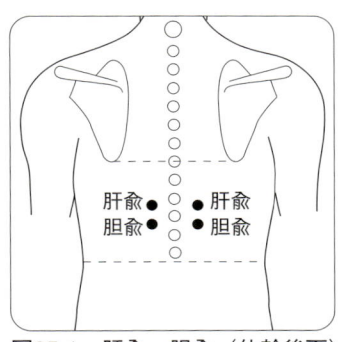

図25-1　肝兪、胆兪（体幹後面）

142　第5章　その他の疾患

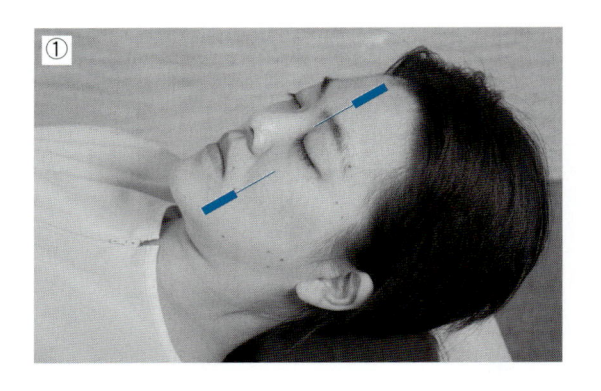

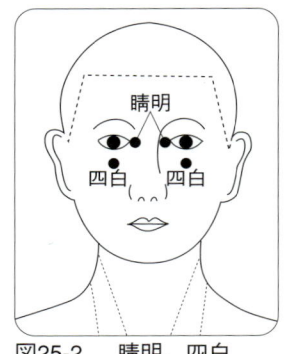

図25-2　睛明、四白

【灸による治療】

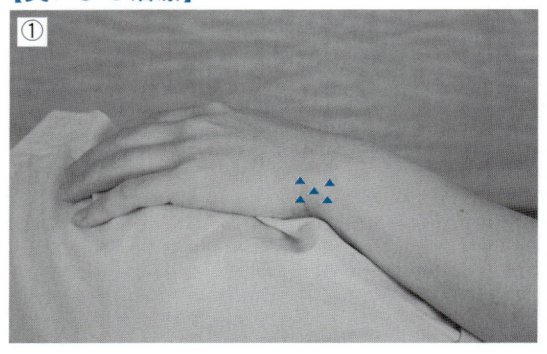

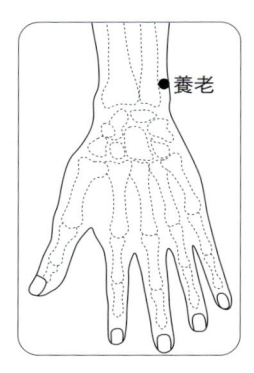

①養老とその周囲（図25-3）に3～5壮、弱刺激。

図25-3　養老（手背）

【患者自身によるマッサージ法】

目の周囲を母指、示指、手掌のいずれかで押し揉む。また、母指か示指で風池、天柱（図25-4）を指圧する。この簡単なマッサージ法を、患者に教える。

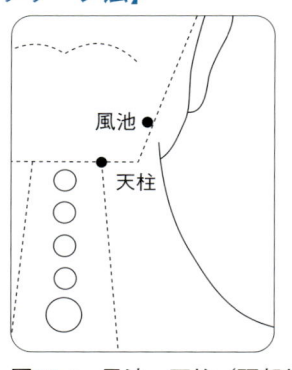

図25-4　風池、天柱（頭部後面）

【生活指導】

　デスクワークをしている人には、途中で目を休ませる時間をとるようにアドバイスする。仕事に夢中になると、休憩時間をとることを忘れてしまう人には、タイマーを使用することを勧める。また、休憩時間に自分で目の周囲をマッサージする方法を教えて、実行してもらう。長時間目を酷使することで、眼精疲労になっている場合は、この休憩とマッサージだけでも、かなり症状を緩和することが可能になる。

　また、花粉や化学物質などが目に付着する可能性が高いので、外出後の目のケアを忘れないよう指示する必要もある。

　老眼が進んでいるのに、眼鏡をかけないで無理を重ねていると、眼精疲労がひどくなる。乱視、近視に関しても同様である。この点も、適切なアドバイスを行う。

●症例

女性　33歳　会社員
身長：159cm　体重：50kg
血圧：120／80
初診年月日：X年5月
主訴：目の疲れ
現病歴：もともと目が疲れやすいのに、長時間パソコンの画面を見ながら仕事をしているので、目の疲れがいよいよひどくなった。眼科で目薬をもらったり、市販されている目薬を買って、目薬は欠かさず常用していた。また、雑誌や本に紹介されていた目の体操なども試してみたが、目覚ましい効果はなかったので、鍼灸による治療を試してみようと思い立って来院した。
鑑別診断：まず眼球を動かす筋肉が、かなり疲れていることが確認された。上下左右に眼球を動かすように指示したところ、眼球があまり動かず、特に上下に動かすことができず、無理に上下に動かそうとすると、かすかに痛みを感じたからである。

　また、後頸部にこりがあり、特に風池の周囲が非常にこっていた。肩甲骨の内縁もこっていた。
治療法：週に2回、肝兪、胆兪、睛明、四白への鍼による治療、養老への灸による治療を併用して治療を続けた。また、患者に目の周囲を押し揉むマッサージ法を教えるとともに、仕事の途中で目を休ませる習慣を身につけること、仕事が終わったあとのオフの時間に、長時間テレビやビデオを見るなど、あまり目を酷使することを避けるようアドバイスした。

　治療を重ねるごとに症状が軽くなり、約1カ月で完治した。患者が徐々に生活習慣を改善し、毎日マッサージを実行したこと、目を休ませる時間をつくるように努力したことも、完治する時期を早めた大きな要因となった。

26 喘息

治療のワンポイントアドバイス

**喘息と慢性気管支炎は咳と痰が出る。急性気管支炎は咳は出るが、痰が出ない。この違いを、確かめることが大切である。
膻中への温灸による治療が、重要なポイントとなる。**

　発作性の呼吸困難、呼吸時に喉がヒューヒュー、またはゼイゼイいう喘鳴、咳や痰などが出る気道疾患で、気管支を囲む平滑筋が痙攣して収縮することによって、気道が狭くなり、呼吸困難や喘鳴を引き起こす。狭くなった気道を空気が通るため、ヒューヒュー、ゼイゼイいう喘鳴が起こる。気管支喘息はアトピー型と非アトピー型に分類され、アトピー型は家の中のほこり、ダニ、花粉、カビ、ペットの毛などのアレルゲンに反応することで、喘息の発作を起こす。アトピー型は遺伝的な要素も強い。

　一方、非アトピー型は中高年になって発症するケースが多い。発作を起こす原因にはアレルゲンの他、ヒスタミン等の刺激物質の吸入、ウイルス感染、アスピリンなどの薬物、食品添加物、防腐剤、冷気、運動、喫煙、ストレスなどが考えられる。発作は、主に明け方や早朝に起こる。また、季節の変わり目に発作が起こりやすくなる。気管支喘息になると、肉体的にも精神的にも衰弱して、体を動かすと症状はいよいよ悪化する。

　なお、横隔膜が正常な位置より移行したり、心肥大によって、気管支と肺を圧迫して、喘息のような症状を引き起こすこともある。その可能性も考慮する必要がある。

鑑別法

　慢性気管支炎も喘息と症状が類似しているが、この両者を比べると、喘息の患者のほうが呼吸が浅く、慢性気管支炎は呼吸がいくぶん深い。また、喘息の患者は、第1胸椎から第9胸椎までの胸椎の周囲と肩甲骨の内縁が非常にこっているという特徴がある。

　なお、喘息も慢性気管支炎も咳と痰が出る。急性気管支炎は咳は出るが、痰は出ないという違いがある。

治療のポイント

　東洋医学では大腸が水分を吸収して、肺が体内の水分の流れを調節していると考えるのだが、喘息は大腸の水分吸収作用が阻害され、肺に十分な水分の供給ができなくなり、肺、気管支、気道などが乾燥した状態である。この肺と大腸の表裏関係を考えて、鍼と灸を併用して、大腸の治療から始める。

　天窓、扶突（図26-4）への刺激は、この2つの経穴の下を迷走神経の枝で喉頭に分布する反回神経が通っているので、喉頭に鎮静、鎮痛作用をもたらすことができる。

　また、自律神経を調整するために、瘂門、翳風（図26-1）、内関（図26-2）、外関、合谷（図26-3）などへの鍼による刺激を与える。

　喘息の発作が起こると、内外肋間筋が硬直化するので、胸部（第1胸椎から第9胸椎の周囲）と肩甲骨の内縁に、マッサージを施す。

●治療法
【鍼による治療】

患者の姿勢：側臥位

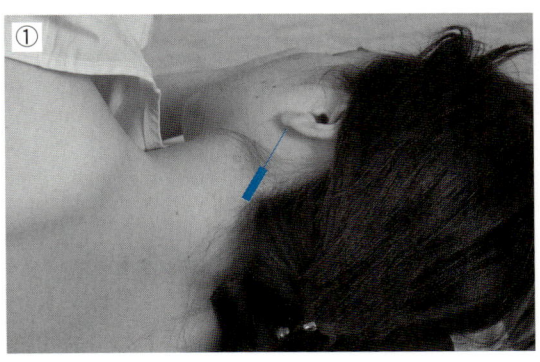

（翳風）

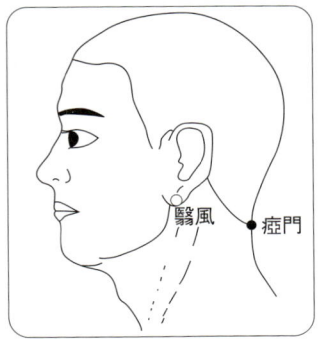

図26-1　瘂門、翳風

① 自律神経の調整 — 瘂門、翳風（図26-1）、内関（図26-2）、外関、合谷（図26-3）に直刺する。弱刺激が効果的である。
深さ：1～2cm
置鍼時間：5～10分

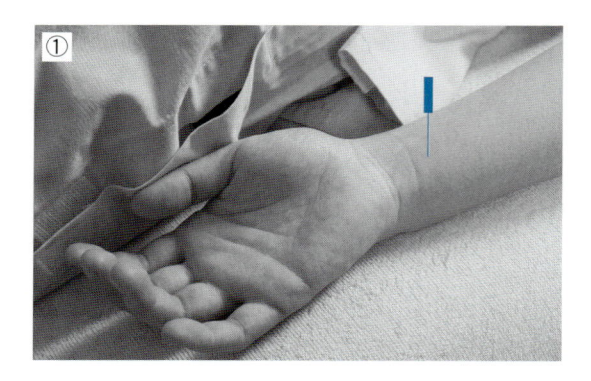

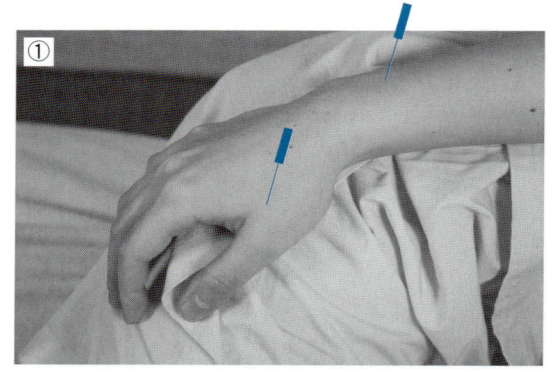

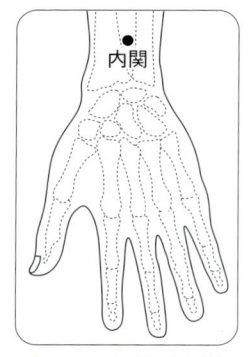

図26-2　内関（手掌）

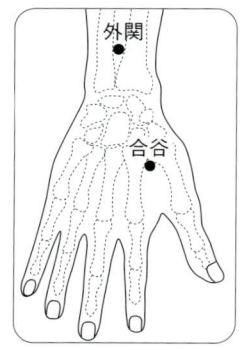

図26-3　外関、合谷（手背）

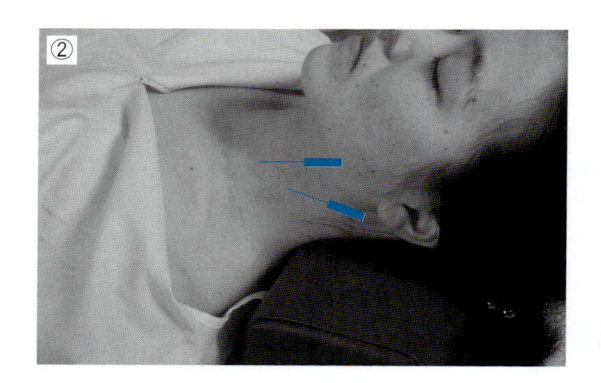

②反回神経の調整—天窓、扶突（図26-4）に斜刺する。
　深さ：0.5〜1 cm
　置鍼時間：5〜10分

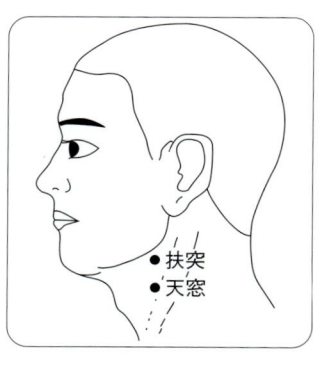

図26-4　天窓、扶突

26. 喘息

【灸による治療】

患者の姿勢：腹臥位

腎兪、大腸兪（図26-5）、飛揚（図26-6）、命門（図26-5）に3～5壮、弱刺激。
また、膻中（図26-7）に温灸を施す。

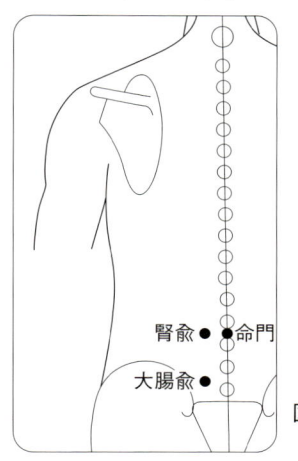

図26-5　腎兪、大腸兪、命門（体幹後面）

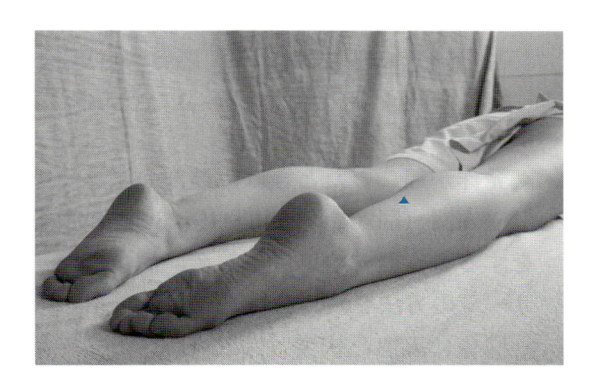

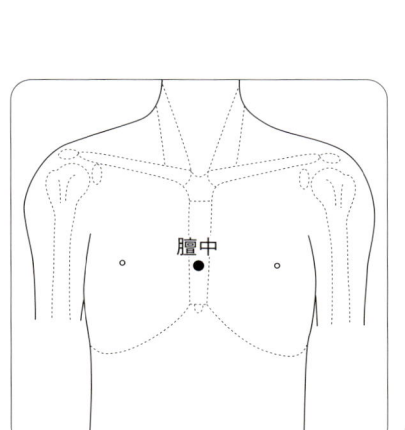

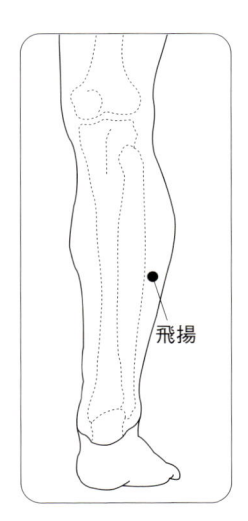

図26-6　飛揚（下腿後面）

図26-7　膻中（体幹前面）

27 むくみ

治療のワンポイントアドバイス

　大事なポイントは、天枢、水分、関元などへの鍼による治療で内臓の機能の調整をすることである。

　毛細血管から漏れだした水分が皮下組織に溜まった状態を、むくみという。長時間立位や椅子に坐位の姿勢を続けると、重力の関係で毛細血管から漏れた水分が下肢に溜まるため、デパートやスーパーの店員、運転手等の職業に好発する。一種の職業病だともいえるが、朝方はあまりむくまず、長時間立位を続けた夕方に症状が悪化するむくみは生理的なもので、さほど心配する必要はない。
　通常は時々横になって、脚を上げるなど、日常の生活習慣を改善することで軽快するが、心臓弁膜症や心不全など心臓の疾患の場合は、生活習慣の改善だけで治癒することはない。適切な治療が必要である。また、生理的なむくみであっても、注意を怠って放置していると、最終的に下肢のむくみにとどまらず、心臓の機能の低下を招く危険性もある。
　若い人のむくみはあまり心配ないが、寝たきりの高齢者など、極度に筋肉の収縮力が低下している人にとって、むくみは恐ろしい前兆となる。膝関節や足関節の周囲のむくみが悪化すると、心臓の機能が低下して死に至るケースもある。また、腎炎、腎盂腎炎などのように、炎症を鎮めるために多量の水分が必要な疾患では、尿量が減少し、むくみが生じる（腎不全も、同様に尿量が減少し、むくみが生じるケースが多い）。心機能の低下、腎臓の疾患の他、尿毒症、肝硬変、肺性心など、さまざまな内臓の疾患によって、むくみが出現する。肝臓がん、胃がん、肺がん等で、むくみが生じる場合もある。

鑑別法

下肢にむくみがある場合は、脛骨の内側（向こうずね）など下腿部の骨の周囲を手指で押圧すると凹みが残る。また、足の周囲に靴下の痕が残ったり、下肢の関節の周囲が膨らみ、関節の周囲がパンのように膨らんでしまうケースも多い。

むくみのひどい患者に対しては、問診で最近頻繁に痰が出ないか、痰が喉に詰まることはないかと尋ねる必要がある。痰はさまざまな疾患の前兆となり、特にむくみが生じる内臓の疾患の前兆となる場合が多い。痰がよく出るようになり、痰が喉に詰まるようになると、むくみを伴う疾患に侵されている可能性が高いからである。

治療のポイント

むくみが生じている局所への治療に限定するのではなく、まず機能が低下した内臓を刺激し、内臓の調整をして、内臓の機能のバランスを取り戻す治療が大事である。また、中枢神経の周囲を刺激して、中枢神経のバランスをとり、脳内ホルモンの調整をすることも重要である。むくみが出現している局所への刺激は、患者の症状に合わせて選穴する。

なお、腎炎、腎盂腎炎など腎臓の疾患に対しては、弱刺激の灸を用いて、免疫力の向上を図る。ただし、瘢痕灸は化膿するので、用いない。

●治療法

【中枢神経への鍼による治療】

患者の姿勢：側臥位

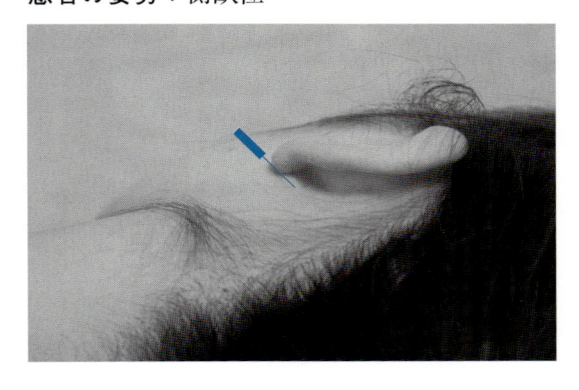

翳風（図27-1）、委中、承山（図27-2）、曲泉（図27-3）に直刺、または斜刺する。

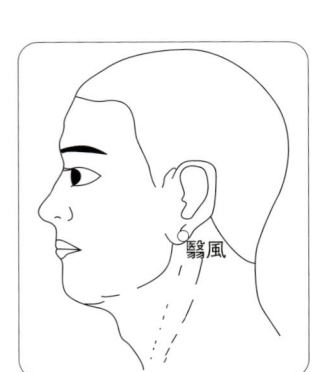

深さ：1～2cm
置鍼時間：10～20分
（上記の経穴の中から、患者の症状に合わせて選穴する）

図27-1　翳風

第5章 その他の疾患

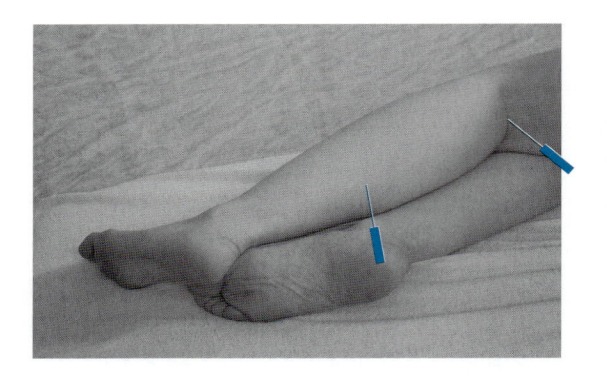

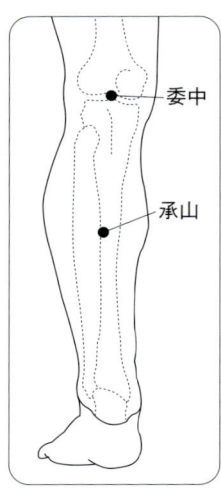

図27-2 委中、承山（下腿後面）

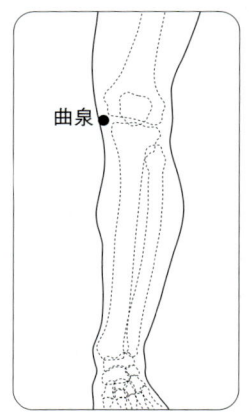

図27-3 曲泉（下腿前面）

27. むくみ

【むくみのある局所への鍼による治療】

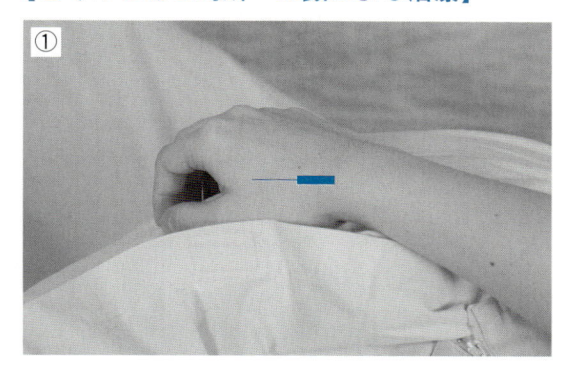

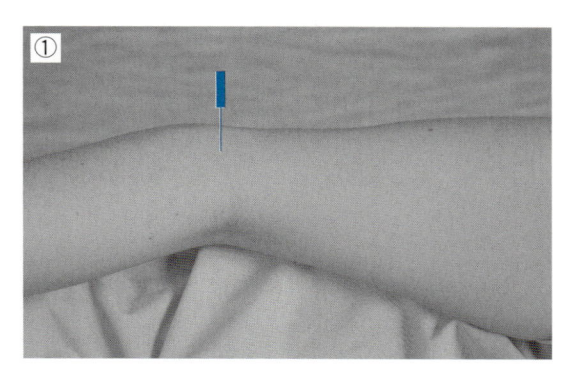

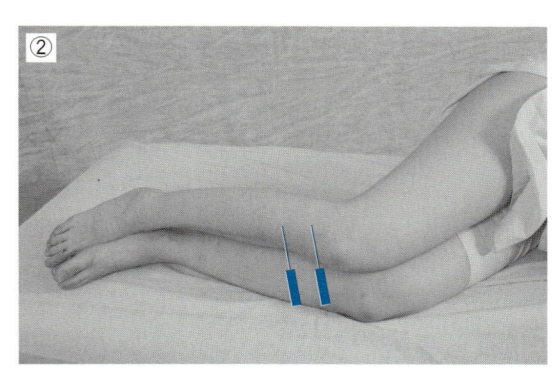

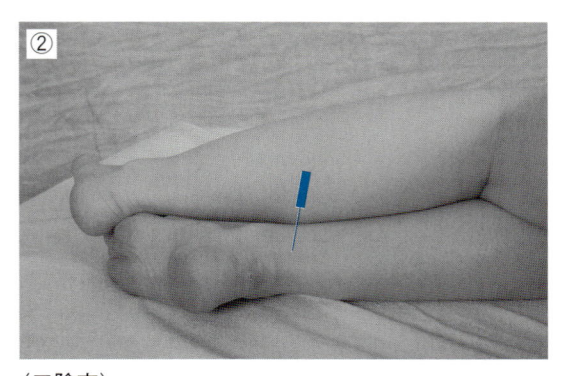

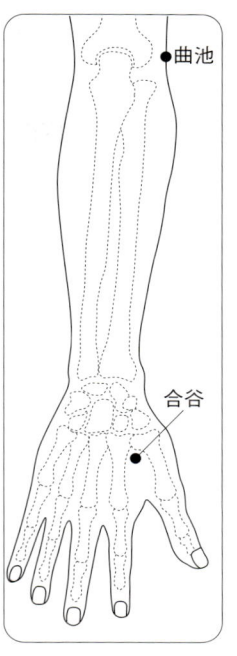

① 上肢―合谷、曲池（図27-4）に直刺する。
深さ：1〜2cm
置鍼時間：10〜20分

図27-4　合谷、曲池（前腕後面）

② 下肢―足三里、三陰交、陽陵泉、陰陵泉（図27-5）、血海（図27-6）、飛揚（図27-7）に直刺する。
深さ：1〜3cm
置鍼時間：10〜20分

（三陰交）

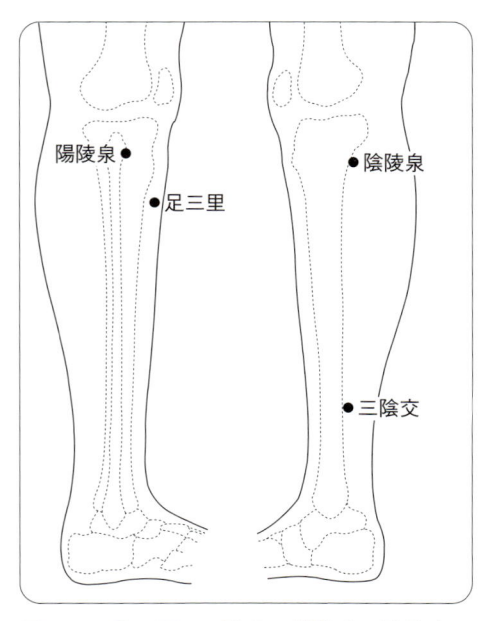

図27-5　足三里、三陰交、陽陵泉、陰陵泉（下腿外側・内側）

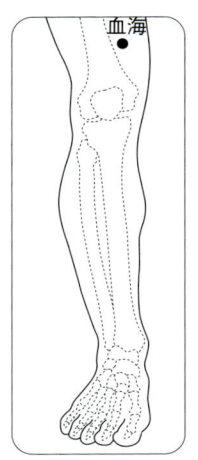

図27-6　血海
（下腿前面）

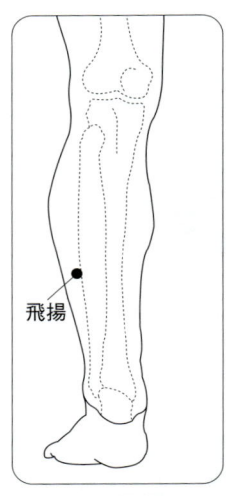

図27-7　飛揚
（下腿後面）

患者の姿勢：背臥位

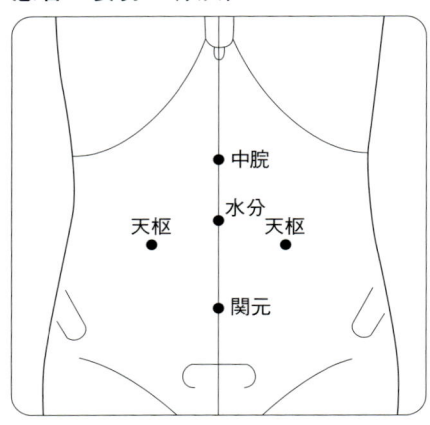

③腹部—中脘、水分、天枢、関元（図27-8）に直刺する。
深さ：1〜3 cm
置鍼時間：10〜20分

図27-8　中脘、水分、関元、天枢
（体幹前面）

【腎臓の疾患に対する灸による治療】

使用穴—命門、大腸兪（図27-9）、次に天枢、関元（図27-8）に灸をする。
3〜8壮、弱刺激。

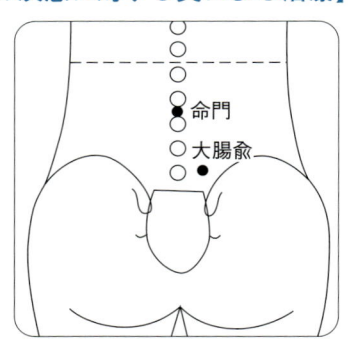

図27-9　命門、大腸兪（腰部）

【患者へのアドバイス】
＜予防法＞
　立ち仕事など職業による生理的なむくみに悩まされている患者には、寝る前に約5〜10分間足を高い位置に上げる、熱い湯の中でふくらはぎをよく揉むなどを習慣化するようアドバイスする。また、下肢の筋力をつけるトレーニングを教えて、このトレーニングも習慣化させる。

　寝たきりの高齢者の場合は、ふくらはぎを家族か、マッサージの専門家によく揉んでもらうよう指示する。長期にわたって寝たきりの状態である場合は、できるだけゆるやかに揉んで、血液の循環を改善する必要がある。

●症例

女性　45歳　主婦
身長：154cm　**体重**：70kg
血圧：150／88
初診年月日：X年7月
主訴：下肢のむくみ
その他の症状：静脈瘤
現病歴：家事の立ち仕事などによって、常に下肢がむくみ、だるく感じるようになった。特に夕方になると、その傾向は顕著であった。また、静脈瘤もひどくなったため、知人の紹介で来院した。
鑑別診断：一目で分かるほど、下肢がむくんでいて、下腿部の骨の周囲を押圧すると、凹みが残った。
治療法：鍼による治療と灸による治療を併用して、2日に1日のペースで治療したところ、1カ月でかなり症状は改善され、3カ月で完治した。
現在の状態：患者が熱心に下肢の筋力を強化する運動をしたこともあって、その後、ひどいむくみに悩まされることはなくなっている。

■著者略歴

劉　勇（りゅう・ゆう）　Dr.Liu Yong

医学博士・鍼灸師
Liu マッサージ・ハリ「ハリアップ」院長
北里大学薬学部医薬開発部客員教授
中国政府認証外国専門家
北京中医薬大学顧問

1958年中国生まれ。
中国で外科医として活躍した後、活動の拠点を日本に移す。
1985年、東京・銀座に鍼灸治療院を開く。氏の鍼灸治療は西洋医学の理論と東洋医学の技術を融合した治療法。症状別治療や顔面神経麻痺治療を応用した美容鍼など、幅広い分野での臨床勉強会を開催。後継者の育成にも力を注ぐ。

劉勇の
疾患別臨床鍼灸・テクニック

2009年4月15日　初版1刷
2010年7月1日　初版2刷

著　者　劉　勇
発行者　戸部慎一郎
発行所　株式会社　医道の日本社
　　　　〒237-0068　横須賀市追浜本町1-105
　　　　電話(046)865-2161
　　　　FAX(046)865-2707

2009 Ⓒ劉　勇
印刷　図書印刷株式会社
ISBN978-4-7529-1119-7 C3047